老年常见病防治手册

更年期综合征

龚 瑾 徐 玲 主编

华龄出版社

责任编辑：林欣雨
封面设计：魔弹文化
责任印制：李未圻

图书在版编目（CIP）数据

更年期综合征/龚瑾，徐玲主编. —北京：华龄出版社，2012.8
（老年常见病防治手册）
ISBN 978-7-5169-0183-0

Ⅰ.①更… Ⅱ.①龚…②徐… Ⅲ.①绝经期综合征—防治 Ⅳ.①R711.51

中国版本图书馆 CIP 数据核字（2012）第 200834 号

书　　名：更年期综合征
作　　者：龚　瑾　徐　玲　主编
出版发行：华龄出版社
印　　刷：三河科达彩色印装有限公司
版　　次：2012 年 8 月第 1 版　　2012 年 8 月第 1 次印刷
开　　本：720×1020　1/16　　印　　张：7.5
字　　数：80 千字　　印　　数：1～3 000 册
定　　价：20.00 元

地　　址：北京西城区鼓楼西大街 41 号　　邮编：100009
电　　话：84044445（发行部）　　传真：84039173

《老年常见病防治手册》编委会

主　编　吴咸中

编　委（以姓氏笔画为序）

王兴民　王　洁　王存选　白人骁　吕文光
刘恩顺　朴　哲　孙增涛　朱思伟　李维廉
李方儒　李永健　张志宏　张　虹　金银龄
赵　凯　党　群　唐艳萍　徐　勇　徐　玲
常宝成　常　柏　龚　瑾　潘从清

编写人员（以姓氏笔画为序）

丁　莎　马宝杰　牛　薇　牛秀伟　王　超
王存选　王　辉　王凤玮　付　敏　吕文光
刘恩顺　刘继威　刘冉录　刘美玉　刘　佳
牟广韬　朴　哲　乔宝民　孙增涛　孙文强
朱思伟　陈　明　李维廉　李方儒　李永健
李树颖　李小娟　李继海　李瓦里　李　健
杨俊华　杨菊红　杨　阔　张志宏　张　虹
张　萍　张世姝　金　喆　金　彦　庞　雁
单春艳　封继宏　郝　剑　姚　嫱　赵　凯
赵永捷　党　群　郭庆捷　郭思佳　郭晓荣
高　陆　高　晟　顾芳芳　贾　宁　秦玉坤
唐艳萍　徐　勇　徐　玲　崔莉红　曹振华
常宝成　常　柏　龚　瑾　董　阳　韩秀江
窦　钊　蒿俊行　廉　富　蔺　宇　潘从清
魏葆琳

编　务　高颖　邢成思

主编　龚　瑾　徐　玲

编委　刘美玉　丁　莎　刘　佳

　　　牛秀伟

序

随着社会的进步，经济和医学的发展，人的预期寿命不断提高，我国已经进入老龄化社会，据相关部门统计，我国60岁及以上老年人已达1.7765亿，占总人口的13.26%。老年人是许多疾病的高发人群，对医药保健知识需求较高，老年病的防治问题日益突出。为此我们编写了这套丛书。

本丛书共包括10个分册，各个分册都由本学科知名专家担任主编，他（她）们都曾参与《实用老年中西医结合治疗学》的编著工作，其学识水平、临床经验和文字水平都为丛书的编写奠定了坚实基础。为了让没有医学背景的老年朋友也能顺利地理解和运用常见老年病的防治知识，各个分册都采取问答形式，尽量浅显而详细地介绍不同疾病的基础知识、致病原因、临床表现、诊断要点、实用中西医疗法及相关心理、饮食、运动等预防方法，以便让广大读者看得懂、用得上、有实效。有条件的读者还可在阅读本丛书的基础上，参阅相关书籍，以拓展知识、加深理解。大家既做健康教育的受益者，又做健康教育的推广者，利己利人，善莫大焉。

老年人的幸福安康是社会文明和谐的重要标志。我国历来有尊老敬老的优良传统。“老吾老以及人之老”曾做为世界大同的一个重要标志，祝老人“寿比南山不老松”更是人人皆知的美好祈愿。我相信这套丛书的作者们一定能秉承仁者之心，传播济世仁术，为促进老年健康幸福发挥聪明才智，做出精诚贡献。

老年人是社会的宝贵财富，健康是老年人“老有所为，老有所乐”的基本条件。科学养生，无病早防，有病早治，是保持健康、延缓衰老的基本途径。就我个人体会而言，保持心态平和愉悦，维持健康规律的生活习惯，是我们老年人最应该注意而且能够做到的事情，于健康有大益，于家庭有大益，于社会有大益。在此，我衷心希望广大读者，特别是老年朋友，能通过阅读本书广博知识，开阔胸襟，因人制宜，学以致用，美意延年，尽登寿域。

因时间仓促，本丛书还会有一些不尽如人意之处，恳请读者和同道不吝指正。

吴咸中

2011.12

前　言

女性更年期是妇女一生之中必经的生理过程。从婴幼儿时期发育生长到青春期约 14 年左右；而后随着身体的成长，机体不断地进行合成与代谢，细胞生长活跃，内分泌功能逐渐健全，随着月经来潮和排卵，从而获得性生活与生育能力，进入旺盛的生育期，这段时间约 30 年左右，即是成年期；成年过后随着年龄的增加，机体逐渐衰老，内分泌机能，特别是性腺机能都会相应衰退，即进入了更年期，并由此产生许多更年期综合征的症状。

近年来研究发现，女性更年期正在提前到来，各种症状的发生率也有明显提高，这是一种值得大家关注的现象。

女性进入更年期后，由于生理功能变化，部分女性会出现系列功能紊乱症状，即更年期综合征。更年期症状个体差异很大。约有 1/4 的更年期妇女基本上没有什么不适感觉，大多数人的反应也较轻微，但有些妇女会出现较为严重的症状，主要是功能失调性子宫出血、阵发性潮热多汗、烦躁、失眠、外阴及阴道萎缩、抑郁、焦虑等。

更年期是人生的必由之路，正确认识和对待更年期，有益于安然度过更年期。本书着重介绍了女性更年期综合征的基本概念和特点、发病原因、临床表现、治疗和预防及心理、食疗和体疗等方面的知识，用百余条简单明了的问题贯穿起来，以一问一答形式，旨在让进入更年期阶段的妇女，能掌握对更年期生理变化和更年期综合征防治的相关知识，起到自我监护、提高生命质量、延缓衰老等作用。

男性是否也会受到更年期的困扰？我们的回答是肯定的。本书还附带列举了男性更年期的一些临床常见问题及误区，以供读者参考。

本书具有科普性及实用性，叙述深入浅出、通俗易懂，可作为居家必备的参考书，希望本书能对正处于更年期的朋友及家人有所帮助。

由于编写过程时间有些仓促，难免会存在不妥之处，还望广大读者给予谅解和指正。

编者

2012年4月

目　录

什么是更年期综合征？

一般人所说的更年期综合征是特指妇女绝经前后在性激素减少的情况下出现精神心理、神经内分泌和代谢变化所引起的各器官系统的症状和体征综合症候群。人们常把这一时间段称为更年期。更年期出现的症状和变化，因人而异，轻重程度不同，将这些症状统一起来称作更年期综合征。对多数人来说，由于更年期是一个全身性的变化过程，多少都会出现一些症状，但不一定每一个人都会出现更年期综合征。

更年期综合征是如何诊断的？

从定义上讲，更年期综合征是指妇女在更年期因卵巢功能的减退、性激素减少所致的以植物神经功能紊乱和代谢障碍为主的一系列躯体及精神心理症状。它通常发生于 50 岁左右的女性，症状一般可持续 1～2 年，有时可长达 5～10 年。

从临床表现上，更年期综合征主要表现为月经的紊乱和一系列雌激素下降所引起的相关症状。月经紊乱是其常见的症状，多表现为月经周期不规则、持续时间长及月经量的增加或减少，半数以上女性出现 2～8 年无排卵性的月经。雌激素下降引起的症状包括血管舒缩症状——潮热、出汗、面颈部皮肤发红等；精神神经症状——情绪异常、焦虑、急躁易怒、抑郁、多疑等；泌尿生殖道症状——阴道干涩、排尿困难、反复尿路感染等；心脑血管病变——绝经后妇女易发生冠状动脉粥样硬化、高血压、脑出血等；另外，体内骨钙含量减少，导致骨质疏松、发生骨折等。

一般从以上的症状表现，基本可以对更年期综合征做出诊断。

更年期综合征的诊断标准一般包括三个方面。

首先，年龄界限在45～55岁之间，除月经紊乱的表现外，还包括雌激素下降引起的相关症状，其中以潮热汗出为典型症状，或伴有精神、神经症状，如激动易怒、焦虑不安、情绪低落、记忆力减退，抑或伴心悸、失眠、胸闷、头痛、骨质疏松等。

其次，实验室的检查也有助于诊断，包括内分泌测定，即我们常说的性激素的测定。可表现为雌二醇（E_2）水平降低，促卵泡激素（FSH）、促黄体生成激素（LH）有不同程度的增高。一般而言，若绝经过渡期血FSH＞10U/L，提示卵巢储备功能下降，FSH＞40U/L提示卵巢功能衰竭，这也就意味着接近绝经期。

另外，还应该注意排除精神、神经性的疾病，心脑血管疾病以及甲状腺功能亢进等。

更年期综合征都有哪些表现？

更年期是女性一生中必经的阶段，它是指女性从有生育能力过渡到无生育能力的过程。更年期期间，由于卵巢功能的衰退，激素分泌水平下降，可引起身体和心理的一系列变化，更年期综合征的病症多达150种，主要症状如潮热、出汗、烦躁、失眠、关节疼痛及性欲下降等，严重者还可引发心血管疾病、萎缩性尿道炎、阴道炎、骨质疏松、骨折、肥胖症及老年性痴呆等疾病。如若这些短期症状得不到及时治疗势必会对身体造成长期影响和损坏，使广大女性的生活质量下降。

月经紊乱

为什么以前准时而到的“老朋友”来的时间不那么准了

呢？绝经前半数以上的女性都会出现月经紊乱，多为月经周期不规律，持续时间长及月经量的改变。

血管舒缩症状

潮热汗出是更年期最常见的症状。典型症状为面部和颈部皮肤阵阵发红伴有烘热，继之汗出。持续时间短则30秒，长则5分钟，症状轻者每日发作数次，重者10余次或更多，夜间或应激状态易诱发。

精神、神经症状

莫名其妙的易怒、焦虑不安或情绪低落、抑郁寡欢、不能自我控制，连自己都觉得自己像是“神经了一样”。甚至还会出现失眠、记忆力减退、注意力不集中及认知功能下降，生活质量和工作效率都降低。

泌尿、生殖系统的变化

盆底松弛，乳房萎缩、下垂，尿道缩短，黏膜变薄，括约肌松弛，常有尿失禁；膀胱因黏膜变薄，易反复发作膀胱炎。

生殖系统变化

性器官逐渐萎缩，第二性征逐渐消失，性功能减退，阴道分泌物减少，外阴搔痒，性交不适。

骨质疏松

绝经后妇女骨质流失速度快于骨质生成速度，使骨质丢失变为骨质疏松，更年期有25％女性患有骨质疏松症。骨质疏松主要表现是骨小梁减少，最后可能引起骨骼压缩使身体变矮，这就是为什么人老了会出现“缩水”现象，严重者可导致骨折。

皮肤和毛发的变化

皮肤皱纹增多加深，皮肤变薄、干燥甚至皲裂；皮肤色素沉着，出现斑点，这就是我们经常说的“黄褐斑”。皮肤营养障碍易发生更年期皮炎、瘙痒、多汗、浮肿。暴露在外的皮肤经常受日光刺激易致皮肤癌。

哪些女性更年期会提前？

更年期是女性从成年期进入老年期的过渡时期，然而近年来一些中年女性却出现未老先衰的症状，提前进入了更年期。那么，哪些女性容易出现更年期提前呢？

过度追求减肥的女性可能会提前进入更年期。因为过度减肥会使体内的脂肪比例大大地下降，卵巢合成雌激素是依赖脂肪的参与的，如果脂肪比例过低，卵巢合成雌性激素就会出现障碍，这样就会出现月经紊乱，甚至是闭经。长期下去卵巢也会逐渐地衰老，而提前出现更年期的症状。

长期心理压力过大、精神紧张的女性易出现更年期提前。因为这些不良的精神因素会使神经内分泌系统出现紊乱，卵巢分泌雌激素的功能也会出现问题，也就会出现女性更年期的症状。

更年期综合征一般持续多长时间？

更年期综合征持续时间的长短，不能一概而论，这需要依据个人的具体情况而定，有的3～5年，有的则长达10年，更有甚者更年期综合征延续到六七十岁。一般情况下，断经后1～3年，部分更年期症状最重，主要以潮热汗出为典型症状，若自身调节功能良好，能够逐渐适应卵巢功能减退对身体带来的影响，以后诸类由植物神经功能紊乱导致的症状就会逐渐减轻，几年以后就没什么症状了。需要指出的是，如果年轻时经前期综合征重的人，即月经前1～2周出现头痛、乳房胀痛、情绪异常、易怒、焦虑、抑郁、疲乏、思想不集中等临床表现，那么，更年期症状也会相对重一些。

哪些因素容易引起更年期综合征?

女性更年期由于生理性变化因素，卵巢功能逐渐衰退或丧失，导致月经紊乱，雌激素水平下降或停止，身体内环境调节失衡，出现了以植物神经功能紊乱及代谢障碍为主的症候群，如潮热、出汗等症状。

更年期综合征的发生与内分泌、精神心理、社会文化等因素有着密切的关系。

1. 一些平素心理承受能力差，神经脆弱，具有神经质心理个性的女性，更年期容易出现明显的综合症状。

2. 社会因素也是更年期综合征发病的主要刺激源。调查表明，工作紧张的脑力劳动者较体力劳动者更易出现更年期综合症状，更年期期间发病率更高。而有些女性面对家庭生活突变（如失去亲人，突然的生活现状及环境的变故等），以及工作上遭遇挫折（如下岗、工作不顺等），对诸多生活打击缺乏必要的应激能力，导致强烈的心理压力，使身体内环境的生理、生化、免疫系统改变，从而增加了更年期阶段疾病的易感性。所以，提高女性的应激能力，对更年期疾病的防治是很重要的。

3. 特别值得一提的是，长期夫妻关系不和或关系紧张，是女性更年期种种综合症发生的重要原因。

更年期女性乳房有何变化?

乳房的发育是受卵巢分泌雌激素和孕激素调节的。由于更年期女性卵巢功能的减退，导致内分泌发生变化，随着排卵功能停止，不再分泌孕激素，而卵巢仍然分泌的雌激素直接影响着乳房。因此，更年期女性易发生乳腺增生症，常常出现乳房胀痛或形成团块。绝经后由于雌激素的降低，乳腺就会萎缩变小，乳房外观呈现出松软而下垂的表现。

更年期综合征有哪些内分泌代谢变化?

卵巢是司职女性内分泌的最主要器官，更年期最早的变化就是卵巢功能衰退，继而表现为下丘脑—垂体功能的改变，具体表现如下：

雌激素

雌激素的减少是更年期最重要的变化。雌激素主要分为三类：雌二醇（E_2）、雌酮（E_1）、雌三醇（E_3）。雌激素大部分是由卵巢分泌的，生育期女性主要以雌二醇为主。更年期女性卵巢功能衰退，因此雌激素分泌量逐渐减少。绝经后女性由卵巢分泌的雌激素极少，这时候女性体内的雌激素主要来自肾上腺皮质和极少量来自卵巢的雄烯二酮经肌肉、脂肪组织中芳香化酶转化的雌酮。雌酮在周围组织中也可以与雌二醇相互转化，此时体内的雌激素情况与生育年龄女性相反，雌酮浓度高于雌二醇。

孕激素

更年期女性的卵巢仍具有排卵的功能，因此卵巢仍可以产生孕激素，随着卵巢功能的衰竭，黄体功能不全，孕激素的量也会随之减少，绝经后的卵巢将不再分泌孕激素，此时女性体内少量的孕激素可能是来自肾上腺。

雄激素

雄激素主要分为睾酮和雄烯二酮，这两种雄激素主要是卵巢及肾上腺分泌的，绝经后这两种激素的水平均下降。

垂体促性腺激素

垂体促性腺激素主要有：促卵泡生成素、（FSH）促黄体生成素（LH）。由于更年期卵巢功能的衰退，卵泡耗竭，雌激素水平下降，因此雌激素的反馈作用减弱，导致 FSH、LH 的数值明显升高，而 FSH 的上升幅度大于 LH，使 FSH/LH>1。

促性腺激素释放激素

由于雌激素水平降低，反馈作用减弱，因此，促性腺激素释放激素在绝经期也升高。

催乳素

催乳素可能与促性腺激素间存在着某种反馈作用，因此，绝经后催乳素水平可下降。

新陈代谢障碍

身体渐渐发胖，脂肪堆积在腹部及臀部，这就是为什么平时穿的衣服会“缩水”的原因。

体液代谢障碍

由于体内激素水平的变化导致水钠潴留，因此，会时常出现身体某些部位如眼睑及下肢的水肿现象。

为什么说更年期女性乳腺癌的发病率高？

乳腺癌是严重危害女性健康的恶性肿瘤之一，在一些大中城市，发病率已跃居各种女性恶性肿瘤之首。乳腺癌发病率从20岁开始，随着年龄的增长而上升，而更年期（45～50岁）前后属于乳腺癌的高发阶段。更年期女性易患乳腺癌的原因有生理和心理两个方面。从生理方面来看，原因有四。

一是乳腺属于性激素的靶器官，受内分泌环境的影响而变化，女性进入更年期以后，卵巢功能减退或消失，导致内分泌激素失去平衡，进入分泌紊乱阶段，引起各种乳腺疾病。

二是更年期后，乳房组织萎缩，出现纤维或脂肪组织增生，引发乳房疾病。

三是进入更年期的女性，由于卵巢功能衰退，引起体内脂肪代谢紊乱，过量脂肪刺激合成过多的雌激素和催乳素，刺激乳房组织，导致乳腺癌。

四是随着年龄增长，更年期妇女的机体免疫力逐年下降，抗癌因子的免疫功能受到抑制。

从心理因素来看，更年期妇女脾气急躁、易怒，情绪紧张、抑郁，常伴有失眠、头痛等症状。研究发现，当人出现抑郁、情绪沮丧时，会促使体内皮质类固醇激素分泌过剩，血液中的T淋巴细胞明显减少，导致免疫功能下降。中医也认为，长期处于郁郁寡欢的妇女会气血瘀结而易患乳腺癌。

更年期综合征的发病机理是什么？

现代医学认为，卵巢功能减退是引起更年期综合征的主要原因。生理上从育龄期向老年期过渡，卵巢功能从旺盛走向衰退，卵巢激素逐渐缺乏，随着年龄增长，卵巢中已无足够的卵泡发育，雌激素的分泌越来越少，卵巢功能逐渐降低至消失，体内雌激素和孕激素水平均下降，依赖雌、孕激素维护其功能的器官或组织会产生功能的衰退，结构的变异甚至病变。另一方面，随着年龄的增长，骨质疏松、糖尿病、心血管疾病、老年性阴道炎等老年疾病也日益增多，给更年期女性的身心健康造成了严重的影响。再加上此时的女性面临退休，子女上大学、找工作离家等社会角色结构和家庭结构的改变，更容易出现焦虑不安、烦躁、抑郁的情绪。总之，更年期综合征是退行性的生理变化、机体内分泌改变和社会文化因素相互作用的结果。

卵巢切除与更年期综合征有关系吗?

卵巢是女性重要的性腺器官，它并不是女性身体上的一个附属品，因此切除卵巢应当慎重。卵巢切除后的影响：绝经前切除双侧卵巢的女性在手术后 2 周就可能出现类似更年期综合征的症状，术后 8 周达高峰，约持续 2 年之久。由于卵巢功能突然受到影响，机体的内在环境尚未来得及调节和适应，使得患者有时会发生比自然绝经更加严重的更年期症状。因此，临床上一般对于人工绝经者，不论年龄如何，均可视为更年期女性的病理来调适。

更年期女性身体机能衰退，是不是意味着走向“老迈”?

是不是到了更年期就意味着女性走向“老迈”了?更年期，首要标记是卵巢功能退化，女性的生殖生育机能下降，并不是身体所有系统的功能都立即“老迈”退化而进入暗淡无华的老年岁月，这只是一个调整阶段。过了这个调整阶段，身体内部又成立了一种新的均衡。我们不应该回避更年期这个“坎儿”，应该接受这个事实。生、老、病、死是自然的规律，我们应该接受并且遵循这个自然规律，要在这个特殊的阶段好好地爱护操劳了大半辈子的自己，这是女性特有的任务，是对自己以后 30 年甚或是更长时间的生活质量负责。无论是从生命科学的角度，还是从社会角色的转变，把更年期比作人生的第二起跑线是有道理的，它是女性生命过程中的一个新的出发点。

人体就是这么神奇，在生活中，我们看到很多女性，乐观面对更年期，积极进行调整，又进入人生的另一段美好时光，她们并非面色发黄、精神萎靡，而是精力充沛、睿智优雅、宽容安静，散发出独特的魅力，这些女性是我们学习的榜样。我们应该从心理上接受更年期，积极向上地生活，平稳地渡过更年期。

更年期出现哪些症状比较严重？

更年期的临床表现多达150多种，因发病前后人体内外环境因素的影响不同，临床表现上，功能紊乱的症状轻重程度差别不一。常见的较严重的症状如下：

月经失调

月经从不规律到停止；月经周期延长，血量减少，间歇停经直至绝。

月经周期不规则或经期延长或血量增多，大出血或淋漓不止；突然绝经。

植物神经功能失调

一阵潮热涌向头颈部以至遍及全身，发热后出汗，有时头晕，眼前发黑，心跳加快，胸闷，情绪不稳定，忧虑，记忆力减退，注意力不集中，失眠。

新陈代谢障碍

女性会出现很多新陈代谢障碍症状，如身体渐渐发胖；血管硬化或梗塞；皮肤干燥，有时瘙痒；80%的女性出现骨质疏松，腰酸背痛甚至发生骨折。

生殖器官萎缩

由于性腺功能下降，会导致生殖器官萎缩的症状，表现为：阴道分泌物减少，性生活疼痛或性交困难；生殖器黏膜变薄；抗菌能力下降，容易导致泌尿生殖道细菌感染。

当上述症状出现且严重地影响更年期女性的日常生活及工作时均应积极治疗，以减轻更年期所带来的不适症状，避免出现因失治、误治而延误病情。

更年期综合征和绝经前后诸证是一回事吗？

更年期是包括绝经期及绝经前期、后期三个阶段，所以也称为围绝经期。更年期综合征又称围绝经期综合征，是妇女从性成熟逐渐步入老年所必经的一个过渡阶段，九成的女性都会出现程度不同的更年期症状，症状轻微的可通过自身的调节而平稳过渡到老年期，症状较重影响日常生活和工作的应及时积极地进行治疗。绝经前后诸证是中医对更年期综合征的叫法，顾名思义是指围绕女性绝经前后出现的自主神经内分泌失调的症状和体征。

更年期如何处理家庭社会关系？

夫妻关系是家庭关系的重要组成部分，也是家庭关系中最基本的关系。更年期是女性人生中情绪不稳定期，更年期是女性的一个“特殊时期”。更年期女性给人的感觉就像“变了一个人”，一改往日的体贴、温柔甚至会表现得很粗暴。夫妻双方都应当对此期生理心理特点有所了解，作为丈夫应该给予妻子更多的理解和关爱，多一点宽容。如双方都不了解这个特殊时期，丈夫对妻子的烦躁、猜忌、发无名火不理解甚至指责，妻子的反应越来越大，就会造成许多误解，产生许多不必要的矛盾，甚至导致夫妻感情裂缝，造成夫妻关系不和谐。

家庭生活中除了夫妻关系外还有其他关系，父母与子女的关系也是家庭生活中比较重要的关系。女性进入更年期时，子女已经长大，或许在念大学，或许已经有了工作，或者到了谈婚论嫁的年纪。儿女未必会对处于更年期母亲的心理和行为有充分的理解，父母对子女的学业、工作、婚恋等问题的看法也未必一致，这些不一致必然会导致矛盾和冲突，影响感情。有些生育年龄较大的女性，进入更年期后脾气或许有一点暴躁，对子女的教育不得法，子女又处于叛逆的青春期，当更年期遇上青春期，家里必定会“硝烟弥漫”。

更年期女性除了面对家庭成员理顺家庭关系外，工作中与同事的关系也是至关重要的。人到中年往往处境复杂，矛盾重重，要考虑的事情很多，诸如：在内考虑子女的学业、婚恋、就业等事情，在外面临着退休。经济生活的改变，加之处于更年期这个特殊的时期，导致妇女在工作中的心态和精神面貌发生改变：工作中容易产生多疑焦虑的情绪；过分的敏感；把周围一些不愉快的事情都和自己联系起来，听风就是雨。这些联系都是消极的，通常使自己懊恼、不愉快、伤心……从而造成人际关系的紧张。

更年期女性应正视自己在这个特殊时期的心理，加强自身的修养，摆正心态，积极面对，善于沟通，正确处理好夫妻关系、子女的关系、同事及他人的关系，维护家庭和社会的和谐。

更年期与更年期综合征是一回事吗?

更年期与更年期综合征是两个不同的概念，更年期对女性来说，是指卵巢功能从旺盛状态逐渐衰退到完全消失的一个过渡时期，包括绝经和绝经前后的一段时间。更年期综合征系指发生在更年期这个过渡时间的由于雌激素水平下降而引起的一系列症状。更年期女性，由于卵巢功能减退，垂体功能亢进，分泌过多的促性腺激素，引起植物神经功能紊乱，从而出现一系列程度不同的症状，如月经变化、面色潮红、心悸、失眠、乏力、抑郁、多虑、情绪不稳定、易激动、注意力难以集中等，称为更年期综合征。

自然绝经和人工绝经一样吗?

自然绝经和人工绝经是不一样的，自然绝经属于自然规律，是卵巢逐渐衰退的过程，女性卵巢内的卵泡自然消耗殆尽，因此卵泡分泌的雌激素的功能消失，月经停止。人工绝经是由于某些女性在绝经年龄之前，因子宫或卵巢切除，或且对子宫、卵巢恶性肿瘤进行放射治疗破坏了卵巢组织和功能，使这些妇女永远不会再来月经，这就叫作人工绝经。人工绝经使患者没有一个逐渐适应过程，所以人工绝经出现植物神经功能紊乱和血管舒缩功能失调等更年期症状较自然绝经的妇女严重。

更年期女性还有生育能力吗?

中国有句俗话："够不够，四十六，有没有，四十九。"意思是说，有些妇女在46岁、49岁时仍有妊娠的可能。换句话说，并不是到了更年期，妇女就完全丧失了生育能力。相反，有些更年期妇女如果在性生活时不采取避孕措施，仍有可能怀孕。更年期女性卵巢功能是逐渐衰退的过程，而不是突然中止的，因此，虽然更年期妇女的月经不规则，经量也明显稀少，但仍有不规则的排卵，所以，更年期女性应当认真采取有效的避孕措施，直至彻底绝经1年以上。若掉以轻心，这种侥幸心理可能会给工作和生活平添许多麻烦：不仅人工流产后会有感染、出血等问题，严重者还会加重更年期的各种症状。因此，对于更年期女性来说，积极避孕是不能忽视的。

是不是月经初潮晚绝经也晚？

决定女性绝经年龄最重要的因素是卵泡的数目。在胚胎发生的早期，人的原始胚细胞与体细胞分离。大约1 000～2 000个胚细胞移动到性腺嵴，在子宫内约5个月迅速增殖到最大限度后，增殖停止。此后原始卵泡在胎儿卵巢中逐渐丧失，胎儿出生时，每个卵巢约含100万个卵泡。生产后卵泡数继续减少(与女性的任何周期性激素变化和生理状态的变化无关)，但排卵数低于0.01%，剩余部分退化。在无脑畸胎中卵泡不能生长、啮齿动物切除垂体能减慢原始卵泡的丧失率。这些观察表明垂体腺的重要性。

在围绝经期开始前发生的排卵减少与生理因素和环境因素无关。原始卵泡加速丧失，直到原始卵泡降到临界数值时，即发生绝经。围绝经期，原始卵泡数的加速丧失是和促性腺激素的浓度升高平行发生的。

人工绝经是不是更容易引起更年期综合征？

人工绝经时，体内雌激素水平突然降低，机体缺乏一个逐渐适应的过程。有些更年期症状往往较自然绝经更为严重，从而引起患者巨大的痛苦。因此，对绝经前女性需行子宫切除时应尽量保留单侧或双侧卵巢，使她们更年期的过程和自然绝经一样，只是不出现月经周期逐渐衰退的改变。

双侧卵巢切除的妇女激素水平较自然绝经者低，调节骨代谢的激素也迅速发生改变。因此，年轻女性若过早地切除了卵巢，应遵医嘱适当地采用雌激素及孕激素替代治疗，以弥补体内激素之不足，减轻症状，防止生殖器萎缩及过早骨量丢失，恢复正常生活及工作能力。

更年期女性是不是更容易得抑郁症？

女性进入更年期后，家庭和社会环境的变化都可加重其身体和精神负担，使更年期综合征易于发生或使原来已有的某些症状加重。有些本身精神状态不稳定的女性，更年期综合征就更为明显，甚至喜怒无常。更年期综合征虽然是由于性生理变化所致，但发病率高低与个人经历和心理负担有直接关系。对心理比较敏感的更年期女性来说，生理上的不适更易引起心理的变化，工作、生活的不如意以及家人的不理解都容易诱发更年期妇女的抑郁情绪，因此，注意心理调适十分重要，同时，还需要家人的理解和支持。

更年期抑郁症有哪些表现？

妇女进入更年期后，卵巢开始萎缩，绝经后雌激素分泌锐减，就会出现烦躁、易激动、潮热等更年期综合征的症状，有时当众发作，令患者焦急不安、心情不悦。若不能及时调整心态，正确对待，反复下去就易发生抑郁症。

更年期抑郁症是一种发生在更年期的常见精神障碍。更年期抑郁症患者常有某些躯体或精神因素作为诱因，常常发生生理和心理方面的改变。

生理功能方面的变化多以消化系统、心血管系统和植物神经系统的临床症状为主要表现：食欲减退、上腹部不适、口干、便秘、腹泻、心悸、血压改变、脉搏增快或减慢、胸闷、四肢麻木、发冷、发热、性欲减退、月经变化以及睡眠障碍、眩晕、乏力等。

生理方面变化常在精神症状之前出现，往往随着病情发展而加重，经过治疗后躯体症状消失的也比精神症状早。更年期抑郁症主要有如下症状：

躯体症状

病人面容憔悴苍老，目光迟滞，纳差，体重下降，汗液和唾液分泌减少，便秘，性欲减退。病人常闭经。睡眠障碍中以早醒最为突出，这也是抑郁症的特征性症状之一。病人往往较以前早醒 2～3 小时，醒后不能再入睡，充满悲观情绪等待这一天的到来。此症状在诊断上有重要意义。

思维联想缓慢

语速慢，语音低，语量少，应答迟钝，一言一动都需克服重大阻力。最严重时，可呈木僵状态。重症抑郁症患者，言语动作都明显增加，焦虑恐惧，激动自伤，危险性很大。

动作尤其手势动作减少，行动缓慢。

少数抑郁状态严重者，可缄默不语，卧床不动，称抑郁性木僵状态。自杀企图和行为是抑郁症病人最危险的症状。病人往往事先有周密计划，行动隐蔽，以逃避医护人员的注意，因而自杀往往成功。

情绪低落

起初可能在短时间内表现为各种情感体验能力的减退，表现无精打采，对一切事物都不感兴趣。病人感到“过失”和眼前的“不如意事”纷纷涌上心头，萦回不去。瞻未来渺茫暗淡，欢乐之情完全消失，渐萌发厌世之念。沉重的情绪忧郁总是带来自责自罪，病人感到自己已丧失了工作能力，成为废物或社会寄生虫。有的把过去的一般缺点错误夸大成不可宽恕的大罪，一再要求处理。病人可能因罪恶妄想而拒食或只肯吃白饭。情绪极度低落时可自杀或自我惩罚。

隐匿性抑郁症

某些抑郁症病人，躯体症状明显，常表现为反复或持续出现的头痛、头晕、胸闷、气短、全身无力、心悸、便秘、胃纳失常、体重减轻等。而抑郁性症状常被掩盖。躯体检查常无相应的阳性发现，这类病人往往长期在内科就诊，常被误认为神经官能症等疾病，也是更年期抑郁症的症状之一。

更年期后子宫肌瘤是不是就不会再增大了？

一般子宫肌瘤小于妊娠 8 周、无明显症状、无并发症及无肌瘤变性，或近绝经期妇女子宫小于妊娠 12 周大小、月经正常、无压迫症状者，可采取期待疗法，暂时观察。坚持每 3～6 个月复查一次，即在临床及影像学方面实行定期随访观察，一般在绝经后肌瘤可逐渐萎缩。但应注意，绝经后少数患者子宫肌瘤并不萎缩反而增大，故应加强随访。在随访期间发现肌瘤增大、生长迅速者，粘膜下肌瘤或怀疑肌瘤变性者，或症状明显、合并贫血者，应考虑手术治疗。

更年期后子宫内膜异位症会不治而愈吗？

有的人认为，停经后就不会再出现子宫内膜异位症，事实上并非如此。如严重的子宫内膜异位症还会在停经后继续活跃，就是因为体内其他器官不断地分泌雌激素，因而，使子宫内膜继续生长，继而产生疼痛。其主要的原因是卵巢并不是身体内唯一生产雌激素的器官。在停经之后，肾上腺是荷尔蒙来源的另一器官，所以，在停经后体内仍有足够的雌激素去刺激子宫内膜的增生。更进一步使这些子宫内膜最后成了独立的组织，不受任何内分泌的影响。如果病人的体重增加而超重的话，肾上腺用来制造雌激素的脂肪会更多，因此，患这种疾病的机会就更大。由于子宫内膜可能在服用激素药后受到刺激而增生，有些专家提出，得子宫内膜异位症的病人做子宫和卵巢切除手术之后，暂时不应该服用激素药。

更年期女性须防哪些妇科肿瘤？

更年期是肿瘤的高发阶段，更年期女性常见的妇科肿瘤包括：子宫肌瘤、宫颈癌、子宫内膜癌、卵巢癌、乳腺癌。

子宫肌瘤

子宫肌瘤是女性常见的良性肿瘤，多见于 30～50 岁女性，以 40～50 岁最多见。子宫肌瘤分为：肌壁间肌瘤、浆膜下肌瘤、黏膜下肌瘤。子宫肌瘤的临床表现如下：

1. 月经改变：大的肌壁间肌瘤使宫腔内膜面积增大，宫缩不良或子宫内膜增生过长等导致月经周期缩短、经量增多、经期延长、不规则阴道出血等。

2. 腹部包快：患者自诉腹部胀大，下腹可扪及块状物。清晨膀胱充盈时更易扪及，质地坚硬，形态不规则。

3. 白带增多：肌壁间肌瘤使宫腔内膜面积增大，内膜腺体分泌增多，因此使白带量增多。当悬吊于阴道内的黏膜下肌瘤发生变性坏死，还会产生大量的脓血性排液及腐肉样组织排出，伴有臭味。

子宫肌瘤的治疗必须根据年龄、生育要求、症状、肌瘤大小等情况全面考虑，若小肌瘤无临床症状，通常不需要治疗，尤其近绝经年龄的患者，雌激素水平低落，肌瘤可自然萎缩，可每 3～6 个月检查 1 次，监控肌瘤的长势。

宫颈癌

发病高峰在50～54岁，宫颈癌早期一般无特殊症状，部分病人出现白带增多、不规则出血或性交后出血等现象，晚期可见水样白带或粉带、恶臭、阴道不规则流血及下腹痛。

子宫内膜癌

又称子宫体癌，其发病率仅次于乳腺癌和宫颈癌，居女性恶性肿瘤发病的第3位，好发年龄为58～60岁。主要症状为各种形式的阴道出血，最常见的是围绝经期的不规则阴道流血和绝经后的阴道流血；晚期可因癌浸润而引起腹部、腰骶部甚至下肢疼痛；合并感染时可出现阴道排出脓性分泌物，也可伴有贫血、恶病质等全身症状。

卵巢癌

卵巢癌可发生于任何年龄，高发阶段在40～70岁，其中以50岁左右绝经前后的中年女性最为多见，但20岁以下少女也有发生。进入老年期女性的卵巢日渐萎缩变小，若妇科检查仍可触及卵巢或肿块者应高度可疑本病。处于青春期前幼、少女，卵巢尚未发育成熟，肛查往往摸不到卵巢，如能触及增大的卵巢或B超发现附件肿物，应可疑本病。

1. 胃肠道不适：早期患者首发症状常常表现在胃肠道。病人几乎都因腹胀、胃纳不佳、饮食减少或明显消瘦而就医。若腹水出现，腹胀将更为明显，也可出现腹痛。

2. 腹部肿物：多数患者在早晨醒来膀胱充盈时无意中摸到下腹部肿物，若肿物长势迅速或出现腹水者应高度可疑为本病。但当肿物较小时（小于或等于7厘米）自己往往摸不到，必须依靠B超检查才能发现，应了解卵巢癌肿物也有小于或等于5厘米者。定期作妇科防癌检查确有必要，如发现5厘米左右的卵巢肿物需明确诊断，密切观察。

3. 月经改变：大约1/2卵巢癌患者月经不正常，阴道有不规则出血。

4. 压迫症状：较大的盆腔肿物常出现明显的压迫症状，并有尿频、便急、肛门憋堵、下腹坠胀或大便不畅等不适。当卵巢癌发生广泛性盆腹腔转移并有大量腹水时，压迫症状也较多见。

5. 妇科检查：若内诊发现附件肿物质硬、表面不平、活动度差者应高度可疑卵巢癌浸润、黏连。若触及5厘米左右偏实性肿物更不能放过。

乳腺癌

乳腺癌的发病常与遗传有关，40～60岁之间、绝经期前后的女性发病率较高。早期多无明显症状，易发现腋下肿物，多数经检查发现乳房肿块及乳房轮廓改变，或出现局部皮肤的橘皮样改变，或发现乳头有血性分泌物

严重的更年期综合征会不会导致精神异常？

严重的更年期综合征导致精神异常的情况是有可能存在的，因为严重的更年期综合征患者由于性激素水平的下降，常会导致生理、精神、神经方面的异常，其中包括情绪、记忆及认知功能症状，从而引起一系列的植物神经功能紊乱的症状，更年期女性往往会出现烦躁、易怒、情绪低落、郁郁寡欢、不能自我控制等情绪症状，还会出现敏感、多疑、脆弱易哭、注意力不集中等。尤其性格偏内向的更年期女性，有时会反复回想过往经历的不愉快的事情，会出现失眠、抑郁症、焦虑症等这些疾病的表现。随着病程的延长，病情的逐渐加重，会出现情绪极度抑郁，对外界事物和自身变化过于敏感、斤斤计较，变得不讲理、刻薄，坐卧不宁、杞人忧天、惶惶不可终日，甚至出现自杀的倾向。所以，建议有此类更年期精神疾患的患者

一定要及时去医院进行治疗，并要积极地调整好自身的心态，平稳地度过这个生理变化的特殊阶段。

更年期综合征患者为什么常伴尿频、尿失禁？

更年期综合征患者由于卵巢功能逐渐衰退或丧失，导致雌激素水平下降，而雌激素的减少，会导致泌尿生殖器官萎缩症状的出现，使尿道缩短、萎缩、狭窄，引起控制排尿的阀门即尿道括约肌的松弛，从而出现尿频、尿急、尿失禁、排尿不畅等现象。

更年期综合征治好后会不会复发？

更年期综合征是一个病程较长的症候群，一般在绝经前后出现，通过自身调节和正规治疗后，一般情况下是不容易复发的，但严重的更年期综合征也会复发的，在治疗显效后，要注意保持舒畅的心情和乐观的处世态度，和家人、朋友保持良好的沟通，以淡然的心态积极地面对生活，还应该加强自身的保健，多参加适当的运动，增强体质。一个健康的体魄是预防更年期综合征复发的必要条件。

更年期综合征好不好治？

更年期出现的症状，在某种意义上讲，是机体各系统器官功能的减退，调整对外界环境适应性的反应过程，属于生理的范畴。一般有更年期轻微症状的患者，不需要服药治疗即可平安渡过。重症者则需要适当地治疗才能消除症状，严重的症状需要咨询专业的医生，在医生的指导下，适当用药，切忌盲目滥用药物。

另外，日常的自身保健也是非常重要的，比如要保持舒畅的心情，积极投入生活和工作中，合理的饮食，规律的生活作息，适当的体育锻炼等，也有助于缓解更年期的症状。

更年期综合征能不能根治？

更年期综合症能否根治，需要依据病情的严重程度和自身的身体和心理调节功能如何。更年期女性为了平稳地度过更年期，应该正确认识更年期出现的生理与心理变化，更年期的某些生理与心理的失调是暂时性的、功能性的，通过一定的调节是可以恢复的，因此，应该避免恐慌不安的心态，注意更年期的心理卫生。

乐观的心态、稳定的情绪是顺利度过更年期最重要的心理条件。更年期女性要根据更年期的身心特点去生活与工作，量力而行，既不要不顾身体的不适而逞强行事，也不要胆怯、谨小慎微，顾虑重重。一般更年期综合征的治疗依靠西医对症疗法、激素替代疗法和中医的辨证论治，因此，更年期综合征患者建立起良好的心理素质再配合规范的药物治疗，是可以达到根治目的的。但也有少数严重的更年期综合征是不易根治的。

更年期综合征的预后怎么样？

轻微的更年期综合征可不用任何药物，通过自身功能的调整和适应能力，在一定时间内自愈，但有极少数更年期综合征由于合并更年期精神神经系统疾病或其他疾病，遗留下后遗症以致影响生活质量和寿命。通过合理的治疗，比如西医激素替代疗法和中医药针灸等传统疗法，配合自身在生活、饮食和情绪上的调节，更年期综合征的预后还是比较满意的。另外，心理、家庭和社会因素对更年期综合征预后的影响比较大。心理——家庭——社会因素本身就是一个非常复杂的组成结构，它既包括个性特点、个人理想、兴趣爱好，又包括家庭传统、生活习惯、文化教养、道德观念和行为规范以及生活中的特殊经历等。

任何生活变化，如婚姻的变化、子女长大离家等家庭结构和自身面临退休等社会角色的转变等，都会影响更年期的精神情绪状态，引发各种各样的生理反应和心理反应。因此，维持心理——家庭——社会因素三者之间的平衡，是评估更年期综合征预后的一个重要的指标。

得了更年期综合征有什么注意事项？

首先，要保持乐观、愉快的情绪，克服内向、拘谨、抑郁、多虑多疑等不利心理因素，多多进行与外界的沟通，积极投入到生活和工作中去，保持良好的情绪，有助于增强身体抵抗疾病的能力，使之更能适应更年期的变化。

其次，要注意生活作息和调理，调理好睡眠时间，劳逸结合，积极参加适当的体育锻炼，增强自身的体质，提高抗病能力。

最后，注意饮食有节和营养，更年期女性要多吃蛋白质含量高的食物（如瘦肉、鸡、鱼、蛋、乳类、豆类等）和含钙较丰富的食物（如各种豆类、虾皮、海带、芹菜、白菜等），增加高纤维饮食（如谷类、蔬菜和水果）。脂肪、胆固醇、盐的摄入应尽量减少些，避免吃刺激性食品（如酒、咖啡、浓茶、胡椒等）。

若更年期综合征症状比较严重，需要有积极的态度，尽快去医院就医，在医生的指导下规范治疗，切忌滥用药物。另外，还需要定期检查身体，做到早发现、早治疗。

是不是所有更年期女性都会出现更年期综合征？

更年期是女性生命中必然经历的生理过程，更年期每人都会经历，但并不是每人都患更年期综合征。有的女性在更年期阶段，由于卵巢功能减退比较缓慢，通过机体自身的调节，能够适应这种变化，所以仅表现为轻微的症状。

更年期女性易患的内科疾病是什么？

更年期女性由于身体神经内分泌系统的功能发生了明显的变化，性激素分泌下降，并逐渐停止分泌。绝经后，生殖器官及雌激素的靶器官萎缩。由于生理上的变化，导致身体各大系统功能失调，易于发生疾病，除常见妇科疾病外，还容易并发某些内科疾病。归纳起来主要有以下几种：

冠心病

试验证明，雌激素不但可以促进胆固醇的降解与排泄，还能够促使血浆及大动脉壁中的胆固醇向肝脏转移，进而被降解后清除，故可以减少冠心病的发病率。更年期体内雌激素水平降低，从而引起血液中胆固醇含量增加，促使冠状动脉粥样硬化、管腔变窄、心肌供血不足，因而导致心绞痛、冠心病的发生。

高血压

更年期后，动脉壁顺应性逐渐降低，血管阻力增加。由于神经系统调节功能的紊乱，使血压常波动不足，容易产生高血压现象，进而发展成高血压病。

糖尿病

更年期胰岛分泌素功能有所下降，加上情绪紧张，交感神经的过度兴奋，也使胰岛素的分泌减少，糖原分解增多，从而血糖升高。此外，由于体力活动减少，使糖的氧化利用率降低，也容易促发糖尿病。

更年期月经失调有哪些原因？

月经失调是更年期女性最常见、最突出的症状。表现为月经周期紊乱，间隔时间延长，经常延迟，由正常 20～30 天变为 2～3 个月，甚至几个月才来潮一次，经期延长或表现为持续性阴道出血，淋漓不断达 1～2 个月不止，也可发生大量阴道出血，病人可发生贫血、面色萎黄、全身乏力、心慌、气短；月经量也可正常或较前减少，间隔时间逐渐延长到 4～5 个月或半年才行经一次，以后则完全停止。少数女性过去月经周期及经期一直正常，现在突然绝经；也有的周期正常，仅有几次月经量逐渐减少，以后月经突然停止。

月经失调主要是因为女性进入更年期，卵巢功能由不稳定到衰退，卵巢功能的衰退，导致黄体功能进行性衰退，卵泡发育到一定程度，即自行萎缩，不再排卵，无黄体生成，性激素平衡失调，造成内分泌的紊乱，而月经的正常来潮依赖稳定的内分泌环境，一旦这种平衡被打破，月经就会出现失调的表现。

子宫切除后是不是就不会得更年期综合征了？

更年期综合征主要是由卵巢功能的衰退而引起的一系列躯体及精神心理症状，与雌激素下降有关。雌激素是由卵巢分泌的不是子宫分泌的，因而与子宫没有直接联系，因此更年期与子宫切除没有多大关系，即使子宫切除了，仍然可能会出现更年期的症状表现。

为什么更年期综合征会出现皮肤瘙痒？

更年期女性皮肤瘙痒的发生，多是由于卵巢功能减退，激素水平降低，皮脂分泌减少，皮肤变得干燥，尤其是在北方的秋冬季气候干燥时更明显，皮肤变薄，失去弹性和松弛引起瘙痒。瘙痒初始是局限的（如胳膊、小腿），然后逐步扩展到整个身体，阵发性瘙痒，尤其是在夜间加重使人无法入睡。由于剧烈瘙痒，搔抓可引起皮肤上的划痕、血痂、色素沉着等，有时可引起继发感染，发生脓疱、毛囊炎、疖等，严重影响生活质量。

如何减少或避免出现这些症状，正确的皮肤保养尤为重要。

首先，要养成良好习惯，做一些力所能及的家务活以及多参加一些体育活动，是避免皮肤瘙痒的前提。这样做有利于血液循环，增加皮肤的弹性，让皮肤吸收更多的营养。

其次，在比较干燥的季节应该减少洗澡的次数，避免皮肤的营养慢慢地流失掉。在洗澡的时候尽量选一些油性的润肤、护肤品。在饮食方面，少吃煎炸、辛辣之品，多食高蛋白低脂肪的食物及新鲜水果、蔬菜，还要经常摄入一些粗粮、豆制品及补充机体所需的维生素，来保持皮肤的润泽。

同时，还要保持充足的日晒，但是不能照射时间太长，避免造成皮肤损伤。

皮肤如果出现瘙痒症状，除需要注意以上事项外，还要进行积极的治疗，外用一些止痒剂等药物。需要在医师的指导下进行，根据病情配合中西医治疗。

体内激素水平降低就意味着更年期到了吗？

体内激素水平的降低是更年期到来的一个重要指征，但主要限于雌激素水平的降低，而促卵泡生成素和促黄体生成激素水平在更年期过程中是升高的。判断更年期的到来与否，除了参考雌激素水平外，还应该结合具体的临床表现，比如说月经紊乱、潮热汗出、情绪激动、烦躁、易怒、血压忽高忽低、皮肤蚁行感、注意力不集中、记忆力减退、骨质疏松等表现，应该全面考虑，而不能只依赖一方面的表现。

为什么更年期综合征会不停地出汗？

更年期综合征不停地出汗主要是由于卵巢功能衰退导致雌激素水平下降而引起的血管功能失调的一种表现，是更年期主要特征之一。部分女性在更年期内由于雌激素的水平下降，血中钙水平也有所下降，会有面部和颈部皮肤阵阵发热、出汗，伴有头晕、心慌，持续时间为 1～2 分钟或 12～15 分钟不等。出汗常伴随烘热出现，属于血管功能不稳定的一种表现，每天可发生几次或几十次，并多在夜间发作，甚至出现发闷、气短等症状，可历时 1 年，有时长达 5 年或更长。

为什么更年期女性常会出现睡眠障碍？

更年期女性出现睡眠障碍的原因主要在于雌激素减少，内分泌发生改变。女性进入更年期，卵巢功能就会慢慢减退，雌激素分泌减少，此时，女性就容易出现心悸、烦躁、失眠、胸闷、抑郁、记忆力下降以及情绪不稳的情况，严重影响生活质量。

其次，有很多处于更年期的女性都能感受到到自身的一些变化，比如以前看事情看得很顺眼，现在却变得百般挑剔、斤斤计较，觉得家人不像以前一样关心自己，由此造成一定的家庭矛盾，心情就会异常烦躁，这样一来就会加重失眠的情况。

另外，处于更年期的女性容易出现盗汗、潮热等症状，在夜间常常因出汗被热醒，打乱了原本正常的睡眠规律，继而不能再次入睡，或入睡困难，想要睡安稳觉但是却由于这样的原因不能入睡。这样不但降低了睡眠质量，而且还会造成抑郁、烦躁以及情绪不稳定的情况出现。

为什么更年期女性性欲会下降？

性欲的高低主要是依赖性激素水平的调节，更年期女性由于卵巢功能的逐渐减退，雌激素水平也会相应降低，而雌激素的衰退，导致生殖道的萎缩，阴道壁变薄、弹性减小、阴道分泌物减少、阴道干涩、性交时出现疼痛感、高潮缩短，继而导致性生活次数的减少或产生厌恶性生活的情绪，因此，导致更年期女性性欲的下降。

绝经后阴道又出血是怎么回事？

绝经后阴道又出血首先应该排除子宫内膜癌的可能。绝经后的阴道出血，若流血量极少历时 2～3 天干净，多为绝经后子宫内膜脱落所致的出血或老年性阴道炎所致；若出血量多，流血持续或反复阴道流血，则应考虑子宫内膜癌的可能，应进一步做子宫内膜病理检查明确诊断。

排除子宫内膜癌后，绝经后阴道出血一般包括以下几种情况：

1. 有人为了防止或减轻更年期综合征，常服用某些含激素类药物的保健品等如倍美力，用的不恰当时会出现阴道出血；

2. 绝经后的妇女卵巢中偶尔有残余的卵泡，当受到某种刺激时也许会发育，会出现阴道出血；

3. 宫腔内生长有子官内膜息肉，或者子宫内膜腺癌，或患有子宫颈癌等，都可能发生绝经后的阴道出血。

4. 绝经后由于雌激素的缺乏，子宫萎缩，子宫内膜也萎缩，有部分绝经后的女性会发生萎缩性子宫内膜炎；

5. 有的女性在育龄期放了节育环，绝经后未能将节育环取出，由于子宫的萎缩，导致子宫壁的损伤而发生阴道出血。

总之，对于绝经后的阴道出血应仔细分辨，多数情况是没有什么大问题的，不要过分紧张，但也不能不给予重视。应当去医院做一些必要的检查，同时继续临床观察，看后期是否还有阴道出血、出血量的多少、血的颜色、有无臭味等。对于怀疑有病变者，应当进一步检查，如行诊断性刮宫、宫颈刮片、宫颈切片等，以明确诊断。

为什么更年期女性会出现血压不稳?

女性到了更年期，由于卵巢机能的大幅衰退，内分泌发生变化，雌激素水平下降。

雌激素对女性心血管系统有保护作用。更年期女性雌激素水平下降，导致很多女性在这一阶段会出现高血压，或者血压波动，再加上随着年龄的增长，血管弹性大大降低，多有不同程度的动脉硬化，导致心脏泵血对血管内壁压力增加，从而引起血压升高。

更年期出现血压不稳，还与日常生活习惯和饮食相关。一旦出现这种临床表现，应该格外注意自己的血压波动情况，要经常进行血压监测。还可以根据自身的情况选择适当的降压药，并且要养成良好的生活习惯，适当锻炼，饮食清淡，少食辛辣、油炸、煎炒等刺激性食物和不易消化的食物，多食新鲜水果、蔬菜和纤维性食物，平稳度过更年期。

更年期综合征有没有预先的症状表现?

更年期综合征一般可通过一定的症状表现来预先判断出来。其中最早的变化是卵巢功能的减退，表现为性激素的减少而引起的临床症状，常见的有烘热出汗、情绪不稳、血压忽高忽低、烦躁易怒、焦虑、紧张、抑郁、喜怒无常，多疑、幻听、记忆力下降、注意力不集中、入睡困难、头晕、头痛、耳鸣、倦怠、性功能减退、关节酸痛、皮肤蚁走感等。另外，还表现在月经的失调上，月经周期紊乱，长短不一，忽来忽隐，经量时多时少，等等。

但需要指出的是，并不是所有的更年期综合征患者每种症状都会出现，有的人只出现其中几种现象。

有的人误认为是高血压该怎么办?

更年期患者出现头晕、出虚汗等症状，一般是不需要用药的。因为更年期是女性身体各个指标从旺盛时期逐渐过渡到老年期的一个逐渐变化的过程。这个时期，女性卵巢功能逐渐衰退，由于功能衰退引起体内内分泌物失调，部分女性对此变化不适应，而出现了一系列的临床症状。

更年期高血压是一种常见多发病，但其表现形式并不固定，更年期血压增高，是呈波动性的，可忽高忽低，有自行恢复的可能，所以不必太过担心，如果感觉不舒服，可以用药物来积极控制。另外，需要多调整自己的生活作息，还要注意科学的膳食调理，保持心情的舒畅，这些措施，有助于减轻病情，使身体各项指标达到相对稳定的状态。

更年期综合征和冠心病如何鉴别？

更年期综合征由于植物神经功能的紊乱，致使血管的收缩舒张功能失调，也会出现类似冠心病心绞痛的症状，如心前区疼痛、心悸等，但两者也有明显的区别，我们应该区分开来。

疼痛的性质不同

心绞痛的特点是胸前下段或心前区突发的压榨性或窒息性疼痛，并且向左臂放射性疼痛，持续时间一般不超过 15 分钟。而更年期综合征心前区疼痛是持续性钝痛。

缓解方式不同

冠心病心绞痛一般口服硝酸甘油后 1～2 分钟内疼痛可缓解或消失。而更年期综合征心前区的疼痛，口服硝酸甘油后不能缓解。

诱发因素不同

心绞痛与体力活动如劳累、剧烈活动，或情绪激动等有关。而更年期综合征与体力活动无关，仅与情绪、精神有关。

心电图检查

冠心病多有改变，更年期综合征则没有变化。

更年期综合征和高血压病怎么区别？

更年期综合征出现血压升高的情况很常见，但与高血压病不同，它们的主要鉴别点主要表现在以下几个方面：

高低压表现不同

高血压病血压，收缩压（即高压）、舒张压（即低压）都超过正常水平。更年期综合征仅收缩压（高压）升高，舒张压（低压）正常。

持续时间长短不同

高血压病血压升高呈持续性。而更年期综合征血压一天中波动较大，忽高忽低，往往在睡眠后血压降至正常范围。

伴随症状不同

高血压病常伴有头晕、头痛、心悸等心血管症状。而更年期综合征则伴有潮热出汗、情绪不稳定等植物神经功能紊乱的症状。

实验室指标不同

高血压病常有胆固醇升高、眼底血管或心电图改变。而更年期综合征则有雌激素或睾酮（雄激素）水平下降，眼底血管及心电图一般没有变化。

更年期综合征和甲亢怎样鉴别？

典型的甲亢很容易分辨出来，可是早期和轻型的甲亢病人症状就不一定很明显，特别是中年女性患甲亢极易被误认为是更年期综合征。这是因为甲亢的症状与更年期综合征有着很多相似之处。

1. 更年期综合征和甲亢都有发热、出汗的症状表现，但两者汗出时间不同。更年期综合征的潮热出汗在夜间严重，呈不定时或周期性发作。而甲状腺功能亢进的病人发热、大量出汗的症状在白天严重。

2. 甲状腺功能亢进病人一般伴随心脏疾患，表现为持续的心动过速，不明原因的房颤等诸多心功能不全的表现，查心电图则有相应的改变。更年期综合征表现出的心血管疾患，比如：心悸、心慌、胸闷及胸痛，在查心电图时，并没有心肌缺血的典型表现，称为“假性心绞痛”。

3. 可以通过甲状腺功能检查来作为判断甲状腺功能亢进者的一个重要的鉴别依据。

更年期综合征和子宫内膜癌如何鉴别诊断?

更年期综合征由于卵巢处于无排卵状态，雌激素水平波动较大，容易发生子宫内膜癌。而且更年期综合征的一个主要临床症状是月经紊乱，可表现为月经周期的不规则、时长时短、经期延长、经量增多，甚至会大量出血或出血淋漓不尽，这与子宫内膜癌不规则阴道出血的症状十分相似。有时仅靠临床症状表现很难鉴别开来，所以在临床上，两者的鉴别主要依靠诊断性刮宫。将刮下来的子宫内膜送病理检查，根据病理结果报告来明确诊断。若更年期出现异常的出血，应该取子宫内膜做活检，以排除恶性病变。

更年期综合征和神经衰弱有什么区别?

更年期综合征患者常常有头晕、头痛、失眠、敏感、多疑、情绪不稳、烦躁易怒以及疲劳乏力等类似神经衰弱的症状。因此，往往容易与神经衰弱相混淆。但更年期综合征患者有特定的发病时期，是在更年期这个特殊阶段发病的，患者除了有类似神经衰弱的表现外，还有明显的自主神经、内分泌功能失调症状，比如心慌、胸闷憋气、血压忽高忽低、面部烘热出汗、身体忽冷忽热、四肢酸软无力等。多数患者还有月经紊乱和性功能减退的表现。需要注意的是，有的更年期综合征患者自身调整能力较差，精神状态不乐观，更年期症状持续的时间比较长，一旦恢复不好，很容易加重病情，可进一步发展为较为严重的更年期精神神经症状。

更年期功血如何诊断？

更年期女性出现子宫不规则出血；月经周期紊乱，短者数天，长者可达数月；出血量也时多时少，有时经血淋漓数月不断，有时大量出血不止，甚至导致严重贫血；全身及生殖系统均找不到器质性的病变，称为更年期功能失调性子宫出血，简称更年期功血。此类病变多为无排卵型功血，一般见于40岁以后至绝经前后的女性。

根据更年期女性伴无排卵功血的临床特点，常伴更年期综合征，如潮热、出汗，激动、烦躁易怒、心慌气短、皮肤蚁走感等，或伴心脑血管系统疾病，如高血压、高血脂，冠状动脉硬化等，还伴尿失禁、骨质疏松等，可诊断更年期功血。

当更年期妇女出现阴道不规则出血时，应及早去医院检查，更年期功血的确诊可通过常规的妇科检查、诊断性刮宫及B超检查。

更年期功血须与哪些疾病相鉴别？

诊断更年期功血前，必须排除由生殖器官病变或全身性疾病所导致的生殖器官的出血。一般而言，更年期功血应与以下疾病相鉴别：

子宫内膜癌

子宫内膜癌患者可表现为不规则的阴道出血。如果绝经后出现出血的情况，一定要进行诊断性刮宫，并送病理检查。

子宫内膜增生或子宫内膜息肉

此病可表现为不规则的阴道出血，诊刮结果可能有时不能说明问题，故可依赖宫腔镜检查以明确诊断。

子宫肌瘤

子宫肌瘤是一种良性病变，大多数患者通过妇科检查和B超检查即可明确诊断，故更年期女性一定要坚持每年做一次妇科检查。

宫内避孕器引起的子宫不规则出血

更年期女性卵巢功能减退，雌激素水平下降，生殖器官萎缩，子宫也会逐渐萎缩，原来放置的宫内避孕器有可能不再适用于子宫内的环境，这样会导致子宫壁的损伤，从而引起出血。可通过B超检查来明确诊断。为避免此类现象的发生，在绝经后一年之内应将避孕环取出，以防止因子宫萎缩而造成的取环困难。

女性更年期在什么情况下要去医院看病？

症状明显

如果更年期很难受，已经影响到自己的生活或工作了，就应该去医院请医生帮助治疗。比如有的人“闹”得非常厉害，在家跟家人打，在单位跟同事打。自己也觉得不对，可就是控制不住自己，最后领导都找她谈话了，让她下岗。其实发生这种情况是由于疾病惹的祸，一定要去医院诊治。

月经明显不正常

有的人出血出了一个多月，但想到自己更年期了，月经不正常是正常的，就扛着，最后都贫血了，甚至大出血，才来医院看病，这种情况是很危险的。

该绝经不绝经

过了55岁还没绝经（医学称晚发绝经），千万不要认为没绝经就是还年轻，以为自己青春永驻。因为这种情况容易提示发生乳腺癌、子宫内膜癌，所以，一定不能大意，要赶紧上医院请医生为自己做相关检查。

更年期综合征有哪些检查项目？

更年期是一个泛指的术语，是指卵巢功能开始衰退到停止，是从生育状态走向非生育状态的过程。更年期是一些妇科恶性肿瘤的高发时期，特别对于一些长期服用性激素的女性，最常见的有宫颈癌、子宫内膜癌、卵巢癌、乳腺癌。这些肿瘤如果及早发现、早诊断、早治疗，可以大大提高治疗效果和生存率，所以定期到医院做检查是很必要的。

更年期综合症的检查项目主要包括妇科检查和实验室检查。

妇科检查包括常规妇科检查：外阴检查、阴道窥器检查（观察阴道粘膜、阴道分泌物量、质、色、有无臭味以及宫颈，必要时需作阴道涂片检查）宫颈刮片或TCT检查（最好每年一次）、双合诊（检查子宫、输卵管、卵巢及宫旁结缔组织等情况）。实验室检查主要包括妇科B超检查、性激素（包括雌激素E2. 卵泡刺激素FSH、黄体生成素LH）检查以及乳腺B超检查，对于更年期绝经后出现异常阴道出血及白带增多的妇女需要进一步作分段诊刮术。

更年期也是许多疾病的易发时段，除妇科疾病外，其他如高血脂症、高血压、冠心病、肥胖、糖尿病、骨质疏松、骨质增生等也是高发时期。所以更年期妇女，还应定期做健康体检，最好每年一次，以便及时发现某些更年期常见疾病，并及时采取有效的治疗措施，予以尽早控制。另外，对于长期激素替代治疗的更年期女性还应定期监测妇科、乳腺B超。

如何区分更年期的不适症状与真正的器质性病变？

更年期的不适症状可以根据症状出现的先后，分为三类：

近期相关症状主要为月经改变，经前综合症加重；血管舒缩症状如潮热、出汗、血压波动等，以及神经精神症状如情绪烦躁、焦虑、抑郁等。

初期相关症状主要为泌尿生殖道萎缩症状，如阴道干燥、性生活困难、反复阴道感染，张力性尿失禁、反复发作尿路感染。

末期相关症状如骨质疏松症、心血管疾病如动脉粥样硬化、心肌缺血、心肌梗死、高血压。更年期又是很多慢性病的高发时期，妇科疾病有子宫肌瘤、宫颈癌、子宫内膜癌，其他如骨质疏松症、心血管疾病也均为更年期高发疾病。如更年期综合症的高血压，表现为病程短和烘热出汗等其他症状同时出现，血压波动较大，以收缩压升高较为明显。

总之更年期女性出现这些症状，要区别到底是由于激素水平波动及降低引起的一系列不适症状还是真正器质性病变，诊断时必须先排除器质性病变，切勿将所有病变均归于更年期表现，而延误器质性病变的诊断与治疗。

更年期经血不断、月经量多怎么办？

由于更年期女性卵巢功能开始衰退，卵泡储备耗尽，但是卵巢分泌功能还没有完全停止，卵巢内卵泡发育不一致，使得子宫内膜发生区域性坏死脱落从而引起不规则出血。另外，精神紧张、环境改变、气候变化、过度劳累也可能影响下丘脑-垂体-卵巢轴的正常调解功能，从而导致月经淋漓不断或月经量多,除外全身以及生殖器器质性病变,临床上又称为更年期功血。

更年期功血的治疗原则在于止血、减少经量、调整周期、纠正贫血、防止内膜癌变。

更年期妇女应了解本病是一个必然的生理过程，减轻恐惧心理，另外由于精神过度紧张和过度劳累可以影响月经周期，所以应当劳逸结合，合理安排工作和生活。

注意休息，增加营养。有贫血体征出现的患者应该注意补充铁剂，严重者可输血，出血时间长的应给予抗生素防止盆腔感染。

止血的方法有刮宫、孕激素内膜脱落法及内膜萎缩法。

1. 诊断性刮宫：适用于大量出血者，要求在 24～48 小时内止血，可采用诊断性刮宫术，即能迅速止血又能明确诊断，排除器质性病变。

2. 孕激素内膜脱落法：这种方法又称为“药物性刮宫”，常用的人工合成孕激素有炔诺酮（妇康片）一天 2.5mg，连用 7～10 天；甲地孕酮（妇宁片）一天 4mg，连用 7～10 天；安宫黄体酮一天 10mg，连用 7～10 天；或黄体酮针剂一天 20mg，连用 3～5 天。一般可使血在 7～10 天内血停止。

3. 内膜萎缩法：目的是使增殖或增生的内膜蜕膜化，继而分泌耗竭而萎缩，同时可以纠正贫血。适合用于血色素低不适合诊刮的病人。用法：醋酸甲羟孕酮（安宫黄体酮）每日 10mg，炔诺酮（妇康片）每日 5～10mg，甲地孕酮（妇宁片）每日 8mg 等，连续 22 天。但是合成孕激素制剂一般具有雄激素活性，因此剂量不易过大。

4. 其他止血药：辅助止血，如安络血、抗纤溶药如止血芳酸，6-氨基已酸等。

更年期综合征是不是都需要治疗？

更年期是每个女性一生中必然经历的阶段，在更年期内有大部分女性，其卵巢功能减退闭经缓慢，而机体的植物神经系统功能能够进行调节和代偿，因此可以平稳度过这个时期不致发生特殊症状。但也有部分妇女由于内分泌失调，植物神经功能紊乱，如果加上心理和社会诸多因素则会发病，或加重病情。为了提高更年期阶段的生活质量，做好心理调节，得到家庭和工作单位的辅助协助，是不可缺少的，应帮助更年期女性培养多种兴趣和爱好，保持心情舒畅和乐观，多参加公益和集体活动，陶冶情操，避免过于劳累和情绪激动，正确对待面临的问题，建立良好的人际关系，疏解来自各方面的精神心理社会压力；饮食方面要保证营养的摄入，多吃蔬菜水果，少吃动物脂肪，避免饮食无节，禁烟酒；多参加体育锻炼，多晒太阳；预防各种慢性病的发生；必要的时候可以就医治疗。

更年期女性测定性激素水平意义何在？

更年期是卵巢功能逐渐衰退，最后接近完全停止的一个过渡时期，并把更年期分为绝经前期、绝经期和绝经后期三个时期。

雌二醇在生育年龄最为重要，不但分泌量多，作用也最强，绝经后随着卵巢滤泡丧失，下降也最明显，因此检测 E_2 的含量能快速准确的反映卵巢的功能，能准确地为诊断疾病提供依据。同时如发现一些女性在绝经后 E_2 持续性高水平，能筛检出，子宫内膜增生或者癌变的可能。垂体分泌的 FSH、LH 是受下丘脑促性腺激素释放激素（GnRH）及卵巢雌激素共同协调作用来调控的，FSH、LH 的主要生理功能是对 E_2 有调节作用，妇女绝经后卵巢内分泌功能下降并逐渐消失，E_2 浓度减低，通过正反馈机制刺激腺垂体分泌 FSH、LH 而使其在血中含量增高，GnRH 水平升高。因此，在测定 E_2 含量的同时检测 FSH、LH 有助于确定疾病发生的部位，查找疾病的来源是否为下丘脑或垂体。

女性进入绝经期后体内性激素发生很大变化从而影响到许多生物代谢系统，部分女性在此期间可出现更年期综合征，约 10%～15%患者需进行治疗；女性绝经后初期骨量每年约丢失 2%～5%，骨质疏松的发生率明显增加，冠心病的发病率也急剧上升，因此，应预防和诊断出在此期出现的由于卵巢功能降低所引起的疾病，并进行对症治疗，使其顺利度过更年期，提高生活质量。对绝经期女性进行血清 LH、FSH、E_2 的测定在诊断疾病及临床治疗中有一定的指导意义。

绝经后骨质疏松的表现有哪些？

骨质疏松症多发生在女性绝经后 5～10 年，发病前可能有过诸如股骨颈骨折，或桡骨远端骨折的病史。一般说来，绝经后骨质疏松的女性经常会出现腰背或腰腿酸痛，坐久或站久或弯腰会加重，有时出现全身骨骼疼痛，倦怠乏力，上述症状休息后可以缓解。如果有外伤史或已经出现骨折时，会出现急性发作性关节疼痛，或有明显的肌肉痉挛，疼痛点固定。

骨质疏松的诊断标准是什么？

原发性骨质疏松症是以骨量减少、骨的微观结构退化为特征的。这些变化可致使骨的脆性增加以及易于发生骨折，这是一种全身性骨骼疾病。绝经后骨质疏松症是由绝经后雌激素水平降低所引起的。据报道，大约有三分之一的绝经后妇女患有骨质疏松症，特别是绝经后的 3～4 年，骨量的丢失非常显著。

骨质疏松症是一种隐匿发生的疾病，在没有发生骨折之前，往往没有任何症状。一旦发现驼背、身材变矮或骨痛时，常常已经发生了骨折。所以，临床表现只能作为诊断的参考。

目前，骨质疏松的诊断主要依据骨测量法，双能 X 线骨密度仪测定，测定全身或局部骨矿含量（BMC）或骨密度(BMD)，其精确度高，可以用于骨质疏松的诊断和疗效判断。WHO1994 年修订的诊断标准为：BMC 或 BMD 小于正常均值减 2.5SD 为骨质疏松，小于 1～2.5SD 为骨量减少。

骨密度测定有哪些临床应用？

骨密度测定临床应用广泛，主要有以下三个方面：

1. 早期诊断骨质疏松和骨折危险度的预测；

2. 对内分泌及代谢性骨病的骨量测量，从而制定安全的、最佳的治疗方案，防止骨折发生；

3. 病情随访及疗效评价。

现在大多数骨密度仪具有高度精确、操作简单、无损伤等优点。患者检查前无需特殊准备，测定时无任何痛苦，跟行CT、X 线检查相似。测定结果由计算机进行统计处理。一般来说，骨密度检查是一个部位一个部位进行，检查结果也是反映了某个部位的骨密度值，全身情况则需进行综合评估。

哪些人要做骨密度测定？

以下人群可考虑做骨密度测定：

1. 女性 65 岁以上和男性 70 岁以上，无其他骨质疏松危险因素者。

2. 女性 65 岁以下和男性 70 岁以下，有 1 个以上危险因素者（绝经后、吸烟、过度饮酒或咖啡、体力活动缺乏、饮食中钙和维生素 D 缺乏）。

3. 有脆性骨折史或脆性骨折家族病史者。

4. 各种原因引起的性激素水平低下者。

5. X 线显示骨质疏松改变者。

6. 接受骨质疏松治疗需要进行疗效监测者。

7. 有影响骨矿代谢的疾病（肾功能不全、糖尿病、慢性肝病、甲状旁腺亢进等）或服用可能影响骨矿代谢的药物（如糖皮质激素、抗癫痫药物、肝素等）者。

防治更年期综合征时的注意事项有哪些？

更年期是指人从中年向老年过渡的转折阶段，在这一时期，男性表现轻，仅可表现失眠多梦，精力不足，思维和记忆力减退，对外界事物缺少兴趣，沉闷孤僻，动作迟缓，容易紧张、焦虑、急躁；女性表现一般较突出，主要是卵巢功能逐渐衰退至消失的时间内，出现植物神经功能紊乱症状，情绪波动大，焦虑、多疑，思想不稳，易冲动，甚至可出现癔症样发作。本病的主要防治措施如下：

要正确认识更年期的生理特点

应有充分的思想准备，及时发现更年期的“信号”，并采取必要的治疗措施。对于女性来说，还应特别注意月经变化，如果经期延长太久，经量太多，或停经一段时间后又出现阴道流血，或白带增多时，应及早请医师检查，以便及早发现更年期宫颈息肉、宫颈癌等常见器质性病变。

讲究心理卫生

俗话说“人到中年百事多”，工作的繁忙，家庭的负担，以及孩子的升学、就业和婚姻问题都会带来许多烦恼。在这种情况下，大脑皮层长期处于紧张状态，就会加重精神、内分泌以及内脏功能的紊乱，使原有的更年期症状加重和复杂化。因此，进入更年期的女性应当努力控制自己，保持情绪的稳定，陶冶自己的情操，遇事不烦、不急、不怒，切不可焦虑不安。

注意合理的饮食和营养

更年期由于脏腑功能渐衰，脾胃运化无力，饮食减少，营养欠佳，常引起记忆减退，体倦乏力等症。因此，要注意更年期的营养。总的要求是：三低两高一适，即低热量、低脂肪、低糖类，高蛋白，高维生素，适当的无机盐类。

坚持适当的体育锻炼

中老年人，尤其是知识分子最大的问题是脑力劳动过多、体力活动过少。而体育活动能增强体质，使人精神爽朗，是缩短更年期、减轻各种不适症状的有效措施。在进入中年期后，要根据自己的身体条件，选择合适的运动项目，并做到循序渐进、量力而行和持之以恒。

注意安排好工作、生活与休息

在更年期中，饮食起居要有规律，劳逸适度，保持充足的睡眠时间，并要节制性生活，以每周一次较为合适。女性进入更年期后，阴道酸性降低，黏膜变薄，局部抵抗力减弱，容易受细菌、滴虫和霉菌感染，所以更应注意阴部清洁卫生。

更年期抑郁症如何治疗？

首先，要有良好的心理状态。更年期是人生的必经之路，对更年期的到来要有正确的认识和思想准备，出现一些自觉症状时，只要通过检查未发现异常，就应认识到这是自身正常生理变化过程的表现，不要惊慌，也不要紧张，要保持轻松愉快的情绪。

其次，还要保持良好的人际关系。临床观察发现，对周围环境烦恼越多的人，症状就越错综复杂和严重，所以，亲人和同事应多关心、谅解和照顾处于更年期的人。

此外，处于更年期的人更应注意劳逸结合，减轻身心压力，不要整日囿于工作，要有张有弛，多参加体育活动，常与亲人谈心、散步，配偶和儿女亦要经常抽时间陪她们谈话、散心，让她们感受到家里人都需要她，以祛除诱发因素，一旦发生更年期忧郁症，应尽早到精神病专科医院治疗，以免发生意外。

要在专科医生指导下使用激素替代疗法和抗抑郁药，激素替代疗法可以改善由于血管舒所症状引起的轻度情绪问题。

对于中、重度抑郁症状的更年期女性，单独激素替代疗法是不够的。如果情绪问题与血管舒缩症状无关，或者使用激素替代疗法治疗后情绪问题仍然没有改善，或抑郁症状更严重，则需要进行抗抑郁治疗。

更年期失眠怎么办？

更年期女性的睡眠问题与雌激素缺乏是有部分关系的，此外，由于人的心理状态对于睡眠的影响至关重要，当情绪紧张、压抑时睡眠需求减少，而且是产生失眠的主要原因。在更年期女性就诊中有相当部分是因为失眠就诊的。由于雌激素参与了生理功能的调节，如体温调节、昼夜节律调节和对应激的反应。激素替代疗法中的雌激素可以改善由于血管运动障碍导致的睡眠障碍。

很多更年期女性会自行服用安定，但是，这类药应该在有经验临床医生指导下使用。连续使用2周以上对于药物依赖的危险性会明显增加，且安定只能让睡眠进入浅睡眠状态，而人的充分休息常常需要在深睡眠状态完成。更年期女性应尽量避免长期使用安定。

对于更年期失眠应尽可能进行一些生活上的改变：

入睡前放松心情，不要带着白天没有解决的问题入睡；

坚持在规律的时间就寝或起床，不要随意改变作息习惯；

白天不要睡太多，中午休息时间不要超过半小时；

减少烟、酒、茶、咖啡等刺激性食物的摄入；

躺下20分钟如果仍然不能入睡，建议起床并在困倦时重新尝试睡眠。

如果是因为潮热、盗汗引起的入睡困难可以适当采用激素替代疗法。

更年期月经失调如何调理？

虽然更年期妇女卵巢功能开始衰退，卵泡储备低，但分泌功能还未完全停止，由于卵巢内卵泡发育不一致，子宫内膜发生区域性坏死脱落，从而引起出血。另外，精神过度紧张，环境改变，气候变化，过度劳累等也可以影响下丘脑—垂体—卵巢轴的正常分泌功能，导致功能性子宫出血。临床表现主要有月经完全不规则。周期可长可短，以周期延长为多见，一般长者40～50天，甚至2～3个月以上，短者一月两次。经期延长或缩短，以延长为多见，常持续十多天或更长。血量增多或减少，以增多为多见，血色暗红或紫红，或伴有血块。毫无规律的长期出血，常常导致继发贫血。据临床统计，有70%的更年期妇女可能发生月经紊乱，所以做好本病的防治十分重要。

对于月经频发，如为单纯的月经周期略缩短，经血量不增多，经期不延长者，不需要特别处理。但如果周期短于 21 天，出血时间延长或量增多，经检查为无排卵，用一般止血药无效，可以试用孕激素治疗。对于月经稀少或闭经，是绝经前常见的月经变化，应了解体内雌激素水平及子宫内膜厚度，酌情定期加用孕激素 7～10 天，停药后如有撤退性出血，以后如再发，可以同样用药。如果停用孕激素后无撤退性出血，又排除了妊娠，表明体内雌激素水平很低，不必再进行处理。对于不规则子宫出血，为确定病因，可在出血 12 小时内进行诊断性刮宫术，刮出物病理检查如子宫内膜呈增生样改变，可以按功血处理；如果为非典型增生，则按照癌前病变处理。

更年期综合征要综合治疗吗？

更年期综合征是一个正常的生理过程，以乐观与积极的态度对待这个时期的来临，消除无谓的恐惧与忧虑，有利于预防更年期综合征的发生。如果发生了，也可减轻症状，易于治疗。对更年期综合征的治疗措施包括：心理治疗、合理饮食、锻炼、戒烟酒、劳逸合理安排及药物治疗等。其中心理治疗是本病的重要环节，主要是经过医生耐心细致的解释及心理咨询与心理治疗，使患者认识到更年期是一个正常生理过程，要解除思想顾虑，端正认识，而不要有任何恐惧与忧虑。

病人自己应当注意加强营养及体育锻炼，以增强体质，进行自我调节，从而逐渐适应这一变化过程。

药物治疗主要是非激素类药物治疗和激素替代疗法。非激素类药物主要是对症治疗，可选用镇静剂及对神经有调节功能的药物，如舒乐安定、可乐定、利眠灵、谷维素等，这些药物对于安定情绪、改善神经精神症状有一定效果。另外，就是激素替代疗法，激素替代疗法对缓解更年期综合征具有肯定效果，且可以预防绝经后骨质疏松症。

更年期用药应该注意哪些禁忌？

1. 忌中断维持治疗。采用药物治疗更年期综合征，要注意坚持治疗 6～8 个月才能避免复发的情况发生。

2. 忌自己盲目用药。私自盲目用药虽然可能有一些缓解作用，但是如果不了解药物具体成分和一些毒副作用而盲目长期用药，可能会造成更大的伤害。

3. 忌错误对待副作用。不管是什么类型的抗抑郁药物或激素类药物，多少都是有副作用的，一般不会对身体造成太大的危害。但对于服用后有异常情况的者，要立即停止用药。

4. 忌擅自增减药量。注意用药量，要按照医生的指导服用，才能使病情得到控制。有些病人治病心切，出于尽快治疗更年期抑郁症的目的，要求心理医生多开药，或者自己增大药量。也有的在服药几天后还看不到疗效，就对药物治疗失去了信心。

什么是激素替代疗法？

激素替代疗法（HRT）是指当机体缺乏性激素并由此引发健康问题时，补充外源性具有性激素活性的药物，以防治与性激素不足有关的健康问题。

广义上来说，这种医疗措施可用于任何性激素不足的临床情况，卵巢功能生理及病理性减退，内分泌失调，最终雌激素不足是绝经前后心理及器官功能失调，与退化性病变的病因之一，因此需要 HRT。围绝经期和绝经后由于雌激素水平下降会引起女性近期或远期的健康问题，约 80％左右女性会出现更年期症状，降低了生活质量。其主要根源是卵巢功能逐渐衰退，雌激素水平低下，而激素替代治疗是改善更年期症状最有效的方法，补充雌激素可以防治由于雌激素水平不足引发的一系列疾病，从而改善更年期女性的生活质量。而随着社会进步，人类寿命的延长，女性对自身生活质量的追求，HRT 逐渐普遍被临床运用。

为什么要进行激素替代疗法？

更年期是妇女绝经前后的一段时期，是内分泌、身体及心理状态出现症状的时期，其主要根源是卵巢功能的逐渐衰退。临床上出现更年期综合征及月经改变和泌尿生殖系统症状。如果能及时和准确地加以诊断并进行恰当的 HRT，便可迅速地改善症状。HRT 使用的益处主要在于以下方面：

1. 改善绝经期症状如血管舒缩症状（阵发性潮热、出汗）、性功能障碍、情绪不稳、疲劳等；

2. 治疗与性激素有关的组织器官萎缩，如皮肤、泌尿生殖道萎缩等；

3. 防治绝经后骨质疏松症，且低水平雌激素会使骨转化加快，因此，应用 HRT 是预防骨质疏松症和其相关骨折最有效的方法；

4. 防治老年痴呆；

5. 预防结肠癌。所以，合理应用激素替代疗法，是可以帮助更年期女性平安度过这个时期的。

如何运用激素替代疗法治疗更年期综合征?

对于有子宫且期待有月经来潮的更年期妇女如已确诊有更年期综合征，应严格把握激素替代疗法的适应症和使用禁忌症。一般选用周期序贯法进行性激素补充治疗，雌激素从小剂量开始，应用 21～28 天，在第 12～15 天时加用孕激素。要在专科医生指导下使用，随着雌激素缺乏的程度调节剂量或改为连续序贯或联合连续治疗，逐渐过渡到绝经后性激素补充治疗；对于已手术切除子宫不需要保护子宫内膜的情况下，可单用雌激素，同时严密观测；对于绝经过渡期，需要 HRT 又存在对雌激素禁忌症者可考虑单用孕激素。

由于激素替代疗法有其使用禁忌症和可能的副作用，临床应用必须权衡利弊。应用 HRT 应从绝经早期开始，受益会更大；目前 HRT 对于改善更年期女性绝经期症状的作用是其他药物无法替代的，临床应用应严格掌握适应证及禁忌证，对于应用 HRT 的高危人群，应用应慎重，充分权衡利弊，同时进行严密监测；应用要做到个体化，包括剂量、配伍方案、应用时间等，应根据每个接受 HRT 妇女的具体情况，进行确定及调整。具体方案的选择依据以下方面：

1. 患者的主诉类型（存在的健康问题的程度和部位，治疗目的）；

2. 既往病史、家族肿瘤病史；

3. 妇科情况（是否有子宫、绝经年龄等）；

4. 根据血清性激素水平了解激素缺乏程度；

5. 患者的自身要求和对 HRT 依从程度；

6. 对激素的吸收、利用度；

7. 靶器官对激素的反应程度。这些因素都会影响激素的使用方案和途径。

激素替代疗法治疗更年期综合征有没有副作用？

应用HRT可能对机体产生一些副作用，使更年期女性某些疾病的患病率增加，比如乳腺癌、子宫内膜癌、静脉栓塞等。由于这些可能增加的风险，曾使人们对HRT的使用有恐慌心理，但是我们应该合理应用HRT，避免副作用发生，不能滥用，也不能因噎废食。

乳腺癌

应用HRT是否增加乳腺癌的危险性一直是医生和患者的主要顾虑，但历经几十年的实践和大量的实验结果表明，长期使用HRT超过10年以上可以增加乳腺癌的风险。因此在医生的监测下使用HRT至关重要。

子宫内膜癌

长期使用HRT可以引起子宫内膜增生，增加罹患子宫内膜癌的风险，且使用时间越长风险越大，而配伍孕激素让子宫撤退性出血可以减少单纯使用雌激素导致的子宫内膜增生，使子宫内膜癌的患病风险下降。

心血管系统疾病

目前对于HRT对冠心病的影响利弊还在争议阶段，另外，有研究证明HRT会增加静脉血栓的危险，有时还需配合凝血试验的监测。

胆囊疾病

雌激素对胆囊结石的形成有促进作用，可能提高胆囊结石症的发生危险。

雌激素替代疗法有哪几种？

雌激素制剂按化学结构分为天然雌激素和合成雌激素，一般临床常用的是天然制剂。天然雌激素主要包括雌酮、雌二醇和二者各自的结合型以及妊马雌酮。合成雌激素主要包括炔雌醇、炔雌醚以及尼尔雌醇。激素替代疗法中雌激素可选择结合雌激素（倍美力）0.625mg/片，0.3mg/片；戊酸雌二醇（补佳乐）1mg/片；微粒化 17β-雌二醇（诺坤复）1mg/片；炔雌醇 0.0125mg/片、0.005mg/片等。国产制剂有尼尔雌醇 2mg/片、5mg/片，2～5mg/2 周；雌、孕、雄激素合剂有利维爱 2.5mg/片，适用于绝经后妇女的 HRT 治疗。具体选择哪种雌激素还是需要请专科医生评价后再选用。

更年期激素替代疗法的利弊是怎样的？

半个多世纪以来，绝经后妇女激素替代疗法（HRT）曾在全世界许多国家和地区得到广泛应用。与此同时，有关 HRT 利与弊研究也未曾停止过。应用任何药物均有利有弊，临床应用需要权衡利弊。权衡一种药物利弊的过程，应包括两点，一是要全面，二是要个体化。全面是指应尽量分析药物引起的所有的利和弊，而不是仅部分利和弊；个体化是指应根据每个妇女的具体情况，进行具体分析，每个妇女的敏感性、需求不同。

近十几年来，国际上几项大型研究项目对于更年期妇女激素替代疗法进行样本随机对照临床试验，进行综合评价，目前对于更年期妇女激素替代疗法利弊的评估为：应用 HRT 的益处在于能够改善更年期症状，治疗泌尿生殖道萎缩，防治绝经后骨量丢失和骨折。风险：卒中和血栓，不能肯定的是乳腺癌，血管病（绝经早期可能有一定保护作用），老年性痴呆（绝经早期可能有保护作用）。长期应用时，必须考虑疾病发生的相对风险性。

总之，激素替代疗法利弊共存，总体来说利大于弊，但就某些个体而言，也可能弊大于利，因此根据个体的情况，制定个体化用药方案是很关键的，合理利用 HRT，才能达到治病防病的目的。

激素替代疗法禁忌症和慎用症是什么？

根据 2004 年国际绝经协会执行委员会提出绝经过渡期与绝经后妇女的激素治疗指南，指出激素替代疗法可以缓解更年期泌尿生殖道症状，避免骨量丢失和骨折，避免结缔组织和上皮的萎缩。目前的观点是，不建议强制性限制 HRT 的使用时间，应做到个体化用药并且患者知情同意。

激素替代疗法的禁忌症如下：

（1）已知或怀疑妊娠；

（2）原因不明的阴道出血或子宫内膜增生；

（3）已知或怀疑患有乳腺癌；

（4）已知或怀疑患有性激素相关的恶性肿瘤；

（5）6 个月内患有活动性静脉或动脉血栓栓塞性疾病；

（6）严重肝肾功能障碍；

（7）耳硬化症、系统性红斑狼疮；

（8）与孕激素相关的脑膜瘤。

激素替代疗法慎用情况如下：

（1）子宫肌瘤；

（2）子宫内膜异位症；

(3) 尚未控制的糖尿病及严重高血压；

(4) 血栓栓塞史或血栓形成倾向；

(5) 胆囊疾病、癫痫、偏头痛、哮喘、高泌乳素血症；

(6) 乳腺良性疾病；

(7) 乳腺癌家族史。

激素替代疗法会出现阴道不规则出血吗？

研究证实，采用小剂量的雌激素可以改善绝经期症状，且在观察时间内是安全的，而增加激素的剂量有可能发生阴道不规则出血，当出现不规则阴道出血后，应到医院及时就诊。进行妇科检查、宫颈刮片细胞学检查，了解子宫和宫颈有无病变，行盆腔B超检查了解子宫内膜情况，必要时行内膜活检及诊断性刮宫，以排除子宫内膜过度增生或子宫内膜癌等器质性病变。

出现出血后还能不能应用激素替代疗法？

使用激素替代疗法有可能出现阴道出血，在排除了子宫内膜过度增生或子宫内膜癌等器质性病变后，考虑可能是激素替代疗法所引起的，可以不必停药，继续用药观察3～6个月，或调整雌激素用药剂量，或增加孕激素剂量，或改变用药方案。大多数绝经后妇女在开始接受激素替代治疗的最初半年内可有少量不规则阴道出血发生，多为药物引起，改变用药剂量和用药方案或观察一段时间后，多可自行停止。

激素替代会不会增加女性癌症风险？

激素替代疗法能够缓解更年期症状，并对骨、心血管、脑等系统有保护作用，曾经被大力推广，但随着一些副作用的出现，激素替代治疗的安全性又被重新反思。目前认为与激素替代治疗相关的是乳腺癌和子宫内膜癌，可能相关的是结肠癌和卵巢癌。

在任何时候，如果单一使用雌激素，患子宫内膜癌的相对危险性为 3.0 或更高。随着用药时间延长，危险性逐渐增加，HRT 可以减低这种危险性，但是长期使用的患者，患病风险增加，因此每半年到一年的子宫内膜监测是非常必要的，监测方法包括阴道超声检查：监测内膜厚度、血液动力学及内膜形态；子宫内膜活检，经组织病理切片确定诊断；宫腔镜检查可以最终确诊。

由于 HRT 对乳腺癌的患病风险增加，为了减少其危害，也应定期（半年到一年）检查。

乳房自我监测：能够及时发现肿块，及时就诊。

乳房临床检查：请有经验的专科医生对乳房行专门的触诊检查；

乳房辅助检查：包括乳房相、超声检查、X 光摄片、CT 及核磁共振检查。

什么是植物雌激素？

植物雌激素是植物中具有弱雌激素作用的化合物。其通过与甾体雌激素受体以低亲和度结合而发挥弱的雌激素样效应。植物雌激素的化学结构与内源性雌激素结构相似，是一类具有类似动物雌激素生物活性的植物成分，它们对激素相关疾病有广泛作用。虽然被人们称为植物性雌激素，其实它们本身不是激素。至今发现具有雌激素活性的植物达几百种之多，主要有 3 类：异黄酮类、木酚素类和黄豆素类。

异黄酮类为类黄酮物质，结构上与雌二醇相似，它不仅有雌激素样作用，还有抗生素作用，是植物中的抗真菌剂。植物中的异黄酮类广泛分布于大豆及制品、大米、石榴、苹果、小麦等植物性食品中。

植物雌激素能等同于药物雌激素吗?

目前，更年期综合征由于雌激素减少引起使用雌激素替代疗法取得了较好的疗效，但是，雌激素有不良反应和禁忌症，且长期使用可能引起其他风险，所以近年来植物雌激素引起了人们的广泛关注，而大量的动物实验也证实了植物雌激素有非常明显的雌激素样作用。研究表明，利用植物雌激素进行激素替代治疗，能降低绝经后的血浆促卵泡素水平，流行病学统计显示，日本更年期女性潮热的发生率远远低于其他国家的更年期女性，日本妇女每日大约摄入 200mg 的植物雌激素，主要来自豆制品。

植物雌激素作为具有多种生物活性的一类药用成分和食用成分，在妇科疾病的防治中发挥着重要作用。实验证实，它的突出优点是可以避免化学合成的雌激素在体内的残留。研究表明，植物雌激素对围绝经期综合征、乳腺癌、绝经后骨钙丢失及心血管疾病有保护作用。虽然植物雌激素能否真正有效地改善更年期症状，尤其潮热等，目前的文献报道仍存争议，但是，药物雌激素仍是改善更年期症状的无可替代的方法。

植物雌激素具有雌激素激动剂和阻断剂效应，对于妇女绝经后因雌激素减少引起的一些疾病以及激素相关疾病有较好的预防和治疗作用。植物雌激素也有不利的一面，它会改变妇女的月经周期，大剂量的植物雌激素对于人的生育和发育都有不良影响。因此，我们尚需进行深入细致的探讨，进行更多的临床研究，以便科学合理地开发和利用植物雌激素。

怎样治疗更年期骨质疏松？

治疗骨质疏松的目的如下：

1. 增加骨骼中骨基质和骨矿物质的含量。
2. 防止和减少骨质的分解，促进其合成。
3. 缓解或减轻因骨质疏松引起的疼痛及不适感。

根据上述治疗的目的，人们应用各种方法来治疗更年期骨质疏松，取得了一定的疗效。治疗更年期骨质疏松的主要方法有以下几个方面：

饮食治疗

饮食治疗的关键是合理安排饮食结构。更年期女性要多食入一些含钙、磷、维生素及蛋白质丰富的食品，以弥补体内与骨代谢有关的物质的不足。饮食治疗贵在长期、合理地调节饮食并持之以恒，短时间内暴饮暴食不但对身体无益，反而有害。

药物治疗

针对更年期女性骨质疏松者体内代谢的异常，可以用药物进行调整。如更年期女性骨质疏松者存在着骨钙的丢失和某些维生素的缺乏，因而可以服用一定量的钙剂、维生素制剂来补充体内维生素的不足。

激素治疗

严格地讲，激素治疗也属于药物治疗，但有其特殊性。更年期骨质疏松治疗所用的激素不同于常用的固醇类激素，而是性激素（如雄激素、雌激素）。性激素可刺激骨骼形成，减少骨质分解，达到治疗骨质疏松的目的。对于女性绝经后产生的骨质疏松，性激素的治疗更为重要和有效，但必须慎用，以免发生副作用。

体育疗法

体育治疗简称体疗，是通过体育活动，调节全身代谢状态，改善骨恪血液循环状况，增加外力对骨骼的刺激，从而缓解骨质疏松。

物理治疗

物理治疗简称理疗，是将电、光、声等现代化理疗仪器作用于人体及骨骼之上，促进骨骼的合成。主要包括超声波、超短波、磁疗、热疗等。

心理治疗

心理治疗长期以来不被人们所重视。近年来，人们越来越认识到，各种疾病（包括骨质疏松）的症状轻重与人的心理状态关系密切。心胸广阔、心情愉快、性格豁达者症状往往较轻，治疗效果也好；心胸狭窄、性格怪癖、心情压抑者症状常表现得较重，治疗效果也较差。因此，心理状态的调整日益受到重视。

更年期女性应该如何补钙？

骨质疏松症防治的关键是保持有足够钙的摄入。这个过程是从女性进入更年期前一直延伸到老年期的长期过程，为此每个女性都应掌握补钙的原则。

早　补

女性体内的钙质从 40 岁前后就开始了“支出”大于“收入”的情况，因此一定要注意对钙质的补充，应从更年期开始就同步进行一般应从 40 岁时就开始。而对骨质疏松症的预防则应从更年期开始前就加以注意和重视了。

食　补

在营养方面，建议多吃豆浆、低脂牛奶及奶酪。如我们喝的一杯牛奶为220毫升，大约有220毫克左右的钙，但是有些人喝了牛奶会腹胀、腹泻，改喝酸奶就没有问题了。

种子类植物如芝麻、花生油及豆制品，还有虾皮和蔬菜等含钙量也较高。完全由食物中摄取钙质的缺点就是必须吃大量食物才能达到所需要的钙量，所以，同时也摄入了大量热量，比较好的方式是同时补充高钙食品与钙片。

注意摄入时机

牛奶中含钙量最高，食入后肠道对钙的吸取在餐后3～5小时即能完成，而尿中又有钙排出，并主要从血液中转入尿液，夜间入睡后空腹时排的尿钙，则几乎完全来自骨钙的丢失。故睡前喝牛奶较为适宜，同时临睡前喝牛奶还能改善失眠。有些食物中动物蛋白和钠含量过高会增加尿钙的排出，抗酸药中的铝也会显著增加钙的丢失，所以，在补充钙剂时，应注意这些因素的影响，或错开服药时间。此外，补充钙剂最好不要在空腹时补，否则吸收不佳，可在饭后服用。

补钙药物的选择

传统的葡萄酸钙，因其含钙量太低已很少使用。目前推荐的是碳酸钙和葡萄糖醛酸钙。最好同时含有维生素D，如钙尔奇D，每片含钙600毫克，还含有维生素D_3，服后容易吸收，适合于中老年女性补钙的需要。

常用的钙剂有哪些？ 如何选用？

目前市售含钙制剂约有200种，选择钙剂首先要考虑钙含量，其次是钙溶解度和吸收率，再有就是价格和口味。常用钙化合物的含钙量为乳酸钙13%，碳酸钙40%，葡萄糖酸钙9%，柠檬酸钙21%。碳酸钙（健骨钙片、钙尔奇D等）属于无机钙，需要胃酸溶解方可吸收，对于胃酸缺乏的人不宜选用。

实验证实，多种钙保健品的吸收率大致相同，维生素D具有强烈的促进钙质吸收的作用，因此，在补钙产品中加入适量的维生素D可以增加对钙的吸收。目前不少老年妇女盲目服用钙制剂，老年人肠道对钙的吸收能力逐渐减退，光单纯服用钙制剂是无法从发病机制上有效防治骨质疏松症的。所以必须服用一定剂量的维生素D，才能防止钙质的流失，提高肠道吸收钙的功能，促进骨代谢和骨的形成。

在经常食用富含钙质的食物的同时，应注意避免食物成分的相互作用和影响。当膳食中磷酸盐含量过多时，会降低对钙的吸收；植物中的草酸和钙质结合生成不溶解的草酸盐，不利于人体吸收；如果蛋白质摄入过多，肠道酸度就会降低，也会影响吸收。综上所述，钙剂的补充应根据饮食结构、不同人群、疾病状况含钙量、生物利用度，辅以价格高低作参考予以选用，其中碳酸钙制剂可以作为补钙的首选制剂。

更年期保健品能否替代药物治疗？

保健食品定义为：“保健（功能）食品是食品的一个种类，具有一般食品的共性，能调节人体的机能，适用于特定人群食用，但不以治疗疾病为目的。”

保健品不是药品，一般需服用较长时间才能起到调理生理功能的作用，但是对治疗疾病效果不大，可以用来进行辅助治疗。而药品是直接用于治疗疾病的，须经过实验室及大规模临床实验验证，疗效确切，有明确的适应症，起效快。因此，更年期症状比较明显或伴有心脏病、高血压、糖尿病、更年期抑郁症、严重的骨质疏松等病人仍须药物治疗。

更年期女性选保健品的原则是什么？

目前，国家对保健食品的功能规定有 20 余种，其中和更年期相关的包括调节血压、调节血脂、调节血糖、改善睡眠、改善骨质疏松、改善营养性贫血、延缓衰老、改善记忆、改善视力、抗疲劳、免疫调节。具体在选择保健品时应注意以下五个原则：

蛋白质不可少

更年期女性体内代谢逐渐以分解代谢为主，为了补偿功能消耗，维持机体组织代谢、修补的需要，增强机体抵抗力，就更应重视蛋白质的供给。因此，女性更年期补充保健品，一定要优先考虑蛋白质补充问题。

注意养血补血

女性更年期，内分泌紊乱，卵巢功能衰退，容易导致经期紊乱以及经量增多，严重者会造成贫血，因此，养血补血不可忽视。应多吃含铁丰富的食品，如红枣、枸杞、阿胶、牛肉等。

维生素很重要

B 族维生素具有维护神经系统正常的功能，能起到改善精神状态，抵抗压力等功效，能部分缓解更年期失眠等症状。维生素 E 是强大的抗氧化剂，有对抗衰老的作用，并对高血脂、高血压、更年期综合征、动脉硬化及植物神经功能紊乱等均有疗效。此外，维生素 A 有助于改善视力；维生素 D 促进钙质吸收；维生素 C 是体内许多生化反应的辅酶等。因此，女性更年期服用保健品时，要注意充分补充维生素。

适量补充雌激素

更年期妇女由于卵巢功能衰退，体内雌激素水平大大降低，导致容易出现潮热出汗等血管舒缩症状、阴道干涩疼痛、尿频尿痛等萎缩性阴道炎尿道炎症状。长期缺乏雌激素还容易引起骨质疏松、冠心病。因此，更年期或绝经后女性应适当补充雌激素。但需注意的是长期大量使用外源性雌激素会不同程度地增加患子宫内膜癌、乳腺癌、卵巢癌、冠心病、卒中的机率。因此，在使用激素替代疗法前应先咨询妇科医生，全面评估使用雌激素的利弊。近年来比较提倡使用副作用小的天然植物雌激素，如大豆异黄酮等。

补钙不可忽视

骨质疏松症是绝经后女性的常见病症，骨质疏松会增加骨折的风险，进而严重影响生活质量，其防治的关键是保持有足够的钙的摄入。所以，女性更年期选择保健品，应注意钙质的补充。更年期妇女每日应至少摄入 800mg 钙。选择补钙产品，要选钙含量充足、易吸收的，如同时含有维生素 D 的活性钙或氨基酸螯合钙等。此外，若检查出骨密度低已达到骨质疏松程度者应不仅补钙，还应服用些促进钙沉积的药品如降钙素等。

如何选择保健品？

目前市场上各种保健品品种繁多，质量参差不齐，消费者应仔细鉴别。

1. 注意标志和批号。保健食品标志：天蓝色图案，图标下半部分有保健食品字样。国产保健食品为：卫食健字第×号,或者国食健字第×号，进口保健食品：卫进食健字第×号。

2. 看 GMP 认证标志：GMP 是中国药品和保健品生产管理的强制规范。

3. 看成分表：消费者要仔细看保健产品成分说明。

4. 保健食品的标签除与普通食品应有生产日期、保质期外，还应注明适宜人群，食用量及食用方法。

5. 保健食品可进国家食品药品监督管理局进行查询，一查便知。

此外，应注意理性选择保健品。每种保健品都有适宜的人群，选购时应该按照个人的差异，认真选择，不能按照送礼习俗，只买贵的，不买对的。保健品服用一定时间后若症状无明显改善，应停止使用，且不宜长期服用一种保健品，毕竟保健品的疗效和副作用缺乏长期的实验数据支持。

如何通过食疗来预防和治疗更年期综合征？

更年期是一个人从成熟走向衰老的过渡时期。为了帮助广大女性度过这段特殊时期，在此提醒广大女性合理、科学饮食，安全度过更年期。所以更年期女性饮食应该注意以下方面：

增加蛋白质类食品

在人体所必需的20多种氨基酸中有8种是人体不能自己合成的，需要在食物中获取，特别是乳品、蛋、瘦肉、鱼类和大豆中获得。这类食物可以有效缓解更年期不适。

适量摄取碳水化合物

碳水化合物大量存在于米、面、豆类、水果、蔬菜、和植物的根茎内。碳水化合物是提供热量的来源，过剩则转化为脂肪储存起来。

补充含维生素类食物

多吃富含维生素E的食物，如：猕猴桃、坚果、瘦肉、蛋类、玉米、花生植物油。

多吃富含维生素C的食物，如：柿子、青花菜、草莓、橘子、樱桃、番石榴、红椒、黄椒、芥蓝、菜花、猕猴桃。

研究发现，维生素摄入不足，特别是维生素 B_6、维生素 B_{12} 缺乏，容易出现兴奋不安、头痛、脾气急躁、易激动的症状。适当在膳食中补充一定量的维生素有助于女性的精神调节。建议选择全麦面包、麦片粥、玉米饼等谷物，橙、苹果、草莓、菠菜、生菜、西兰花、白菜及番茄等含大量维生素的果蔬。

富含铁质的食物

有些女性不爱吃肉和新鲜蔬菜，爱吃糖果、糕点，这种偏食习惯造成铁摄入不足，导致女性情绪急躁易怒。所以，建议女性应适量食用一些含丰富铁质的动物性蛋白质食物，如牛肉、猪肉、羊肉、鸡肉、鸭肉、鱼肉及海鲜等。一方面可以扭转不良情绪，另一方面有助于大脑提高注意力，并保持精力充沛的状态。

富含钙质的食物

钙有抑制脑神经兴奋的作用，当大脑中没有充足的钙时人就会情绪不安，容易激动。摄取富含钙质的食物，使人情绪容易保持稳定，同时钙质可坚固牙齿及骨骼，预防骨质疏松症。钙质食物主要来源如牛奶、各种豆类及豆制品。特别注意的是，大豆中含有异黄酮，是一种类似雌激素的物质，除补钙外，还可弥补女性雌激素的不足。

建议每天喝500毫升豆浆或食用100克以上的豆制品，对内分泌系统有良好的调节作用。养成每日饮用1～2杯奶的习惯对预防更年期骨质疏松和防止更年期骨折很有帮助。

养成良好的饮食习惯

不要偏食，粗细搭配；避免过饱，尤其是糖类和动物脂肪多了会使身体过胖，加重心脏的负担并发生动脉粥样硬化；按时用餐，忌暴饮暴食，蔬菜和粗粮当中含有较多的纤维素和半纤维素，具有通便、预防痔疮及大肠癌的作用。

另外，女性更年期期间应尽量减少脂肪、胆固醇、盐和酒等四种物质的摄入，要少吃过咸的食物，不宜吸烟、喝酒和咖啡。

更年期综合征有哪些保健方？

山药粥

山药 30 克，糯米 50 克。将两物共入砂锅内，用慢火煮至粥开汤稠即可，早晚各服一次，可长期食用。此粥具有益气健脾功效。能改善更年期症状

甘麦饮

浮小麦 30 克，红枣 10 枚，甘草 10 克。水煎服。每日早晚各服 1 次。适用于绝经前后伴有潮热出汗、烦躁心悸、忧郁易怒、面色无华者。

莲子百合粥

莲子、百合粳米各 30 克同煮粥，每日早晚各服 1 次。适用于绝经前后伴有心悸不寐、怔忡健忘、肢体乏力、皮肤粗糙者。

杞枣汤

枸杞子、桑椹子、红枣各等份，水煎服，早晚各 1 次；或用淮山药 30 克，瘦肉 100 克炖汤喝，每日 1 次。适用于更年期有头晕目眩、饮食不振、困倦乏力及面色苍白者。

赤豆薏苡仁红枣粥

赤小豆、薏苡仁、粳米各 30 克，红枣 10 枚，每日熬粥食之。每日 3 次。适用于更年期有肢体水肿、皮肤松弛、关节酸痛者。

枸杞肉丝冬笋

枸杞、冬笋各30克，瘦猪肉100克，猪油、食盐、味精、酱油、淀粉各适量。炒锅放入猪油烧热，投入肉丝和笋丝炒至熟，放入其他佐料即成。每日1次。适用于头目昏眩、心烦易怒、经血量多、面色晦暗、手足心热等。

生地黄精粥

生地、制黄精、粳米各30克，先将2味水煎去渣取汁，用药汁煮粳米粥食之。每日1次。适应证同上。

附片鲤鱼汤

制附片15克，鲤鱼1尾（重约500克）。先用清水煎煮附片2小时，将鲤鱼收拾干净再将药汁煮鲤鱼，食时入姜末、葱花、盐、味精等。适用于更年期有头目眩晕，耳鸣腰酸或下肢水肿、喜温恶寒，或白带清冷，小腹冷痛及面色无华等症者。

枣仁粥

酸枣仁30克，粳米60克。洗净酸枣仁，水煎取汁，与粳米共煮成粥，每日1剂，连服10日为1个疗程。适用于更年期精神失常，喜怒无度，面色无华，食欲欠佳等症。

针对更年期女性情绪容易烦躁、焦虑的特点，专家建议更年期女性应多补充一些清心除烦的食物，比如百合、莲子心、小米等。百合能宁心安神，美容养颜；莲子心味微苦，能清心、除热；小米则能益肾、除热、解毒。

七宝粥

红豆50粒，黑豆64粒，黄豆56粒，莲子21粒，红枣24枚，核桃仁8个。先将红豆、黑豆、黄豆煮沸15分钟后再入莲子、核桃，再煮沸10分钟入红枣。每日3次。强肾、健脾。

虾米粥

大虾米10个，小米100克，盐、味精、麻油、葱末适量。将虾米切成小丁，小米淘净，共煮粥，加调料即成。每日1

次。补脾益肾。适应经量较多，如崩中暴下，经血色淡或有块，腰膝酸软，形寒肢冷，便溏，纳呆腹胀等症。

韭菜汁

韭菜洗净，用干净纱布包好，榨取汁液，临服时加点白糖。每日2次，每次5～10毫升。温阳寒宫。适应形寒肢冷、面色晄白、精神萎靡、腰膝酸冷、经血量少多、色淡而清、夜尿多等。

鲜枸杞汁

鲜枸杞250克，洗净后用纱布包裹，榨取汁液。每次10～20毫升，每日2次。补肝益肾。适应月经紊乱或多或少，或先期或退后、头晕目眩、五心烦热、面潮红、腰膝酸软等症。

地黄枣仁粥

酸枣仁30克，生地黄30克，大米100克。补阴清热。适应五心烦热、面热汗出、耳鸣腰酸、烦闷易怒、口苦尿黄、多梦便干等症。

更年期综合征要摄入哪些营养素？

进入更年期后，人体各器官系统的功能逐渐衰退，代谢也会发生改变，机体的适应力和抵抗力也逐渐下降，对营养成分的要求也会有所变化，所以要重视更年期饮食的调整。

更年期女性每天摄入的热量应比年轻女性少5%～10%，一般以每日1500卡为宜。荤素食物搭配，防止偏食。分述如下：

碳水化合物

碳水化合物能为机体提供能量，该类食物应占总热量的55%～65%。粗粮富含B族维生素，应多吃。应该限制对含单糖多的甜食的摄入，每日不应超过35～50克。因为食糖过多易引起糖尿病、肥胖和脂肪肝，而且易引起血中胆固醇及甘油三酯浓度升高，加速动脉粥样硬化的形成，也不利于牙齿保健。

蛋白质

蛋白质是构成身体细胞的主要成分，蛋白类食品应占总热量的10%～15%。瘦肉、鸡蛋、禽类等食物富含必需氨基酸，可适量进食。但动物内脏、蛋黄等食物中含胆固醇较多，应少吃。黄豆和鲜奶制品富含优质蛋白，每天都应摄入。需注意的是，过多食用蛋白质会加重肝、肾负担，对健康不利。

脂　肪

应占总热量的30%以下。脂肪类食物也是不可缺少的营养物质，不要以为脂肪只会增肥，且易提高血脂及胆固醇水平，这是一个很大的认识误区，脂质成分还是许多人体内重要激素的合成底物。脂溶性维生素，如维生素A、D、E、K需借助脂肪才能在肠道内被吸收。类脂质则是构成脑细胞和神经细胞的主要成分。植物脂肪，如豆油、花生油、葵花籽油、玉米油、橄榄油等含有不饱和脂肪酸，优于动物脂肪。

维生素

维生素具有广泛的生理功能，是人体不可缺少的营养物质。当人体缺乏某种维生素时，就会出现相应的疾病。新鲜的蔬菜和水果中维生素含量丰富，处于更年期的人们应多食新鲜的蔬菜和水果。

矿物质

矿物质与人体的健康密不可分，是维持细胞正常功能的必需物质。矿物质分为常量元素（如钙、钾、钠、磷、铁等）和微量元素（如铜、锌、硒等）。如果缺乏某种矿物质，就可能引起某种疾病。更年期妇女宜饮食结构均衡合理，注意补钙。

更年期三餐应怎样合理搭配?

俗话说得好,“早吃好,午吃饱,晚吃少”。处于更年期的人们各器官功能逐渐衰退,极易出现胃肠功能紊乱,如腹胀、腹泻、便秘等。所以,合理安排三餐,特别是合理安排晚餐,有利于保证营养,促进食欲,增进健康。

早餐应保证营养,能够维持整个上午体内的血糖水平。可吃些鸡蛋、面包,喝点牛奶、豆浆、燕麦。有些人有不吃早餐的习惯,对身体健康不利。

午餐是三餐中比较重要的一顿,要满足“饱腹感”,并且,要保证下午工作及活动所需的热量,可进食各种肉类、面食、蔬菜等。

这里需要着重提出的是晚餐。由于现代生活节奏的加快,人们往往早出晚归,所以晚上全家人聚在一起共进一顿丰盛的晚餐是很普遍的。但出于更年期的人们可别忘记“健康第一”的原则,应合理安排晚餐,避免因夜间营养过剩而导致肥胖和心脑血管疾病的发生。

晚餐食物所含热量不应超过全天总热量的35%,以清淡、美味、可口为原则,吃七八成饱即可,否则易增加胃肠负担,影响睡眠。反之,有些人因为体胖而省去晚餐,饥肠辘辘地入睡,易造成低血糖、脑缺氧等不良后果。所以,晚餐宜少吃,不宜不吃。

更年期多吃素食好不好?

提倡多吃粗粮素食并不是荤腥不沾,而是在平衡膳食的前提下多吃粗粮素食。当人到了更年期,逐渐向老年期迈进,机体内各器官功能已从旺盛的顶峰走向衰落,代谢水平也逐渐降低，消耗也相对减少。若进食过多的大鱼大肉，极易造成消化吸收不良，使代谢废物堆积，体内的饱和脂肪酸、胆固醇以及其他代谢废物增多，易使血液粘稠度升高，容易引发心肌梗塞、脑梗塞、糖尿病、肠癌等疾病。

粗粮和豆制品中含有大量蛋白质和碳水化合物，它们既能提供热量，又能提供食物纤维，让机体既有“饱腹感”，又能将代谢废物及时排出体外。蔬菜和水果都富含维生素及微量元素，为身体所必需，多吃可以增强身体抵抗力，预防心脑血管疾病发生。故提倡更年期在营养平衡的条件下多吃粗粮。

更年期有哪些食物禁忌？

对于处于更年期的人来说，烹调食物应以色美、味鲜、多选菜油、少放盐、主食多蒸煮、副食少煎炸为原则。

宜多食抗癌蔬菜，先洗后切，多用蒸煮，少用油炸。多喝蔬菜汤。少食腌制品。适量用醋，保护营养。煮饭炖菜，忌放食碱。不吃烧糊的鱼、肉。

只有做到以上几点，才能防止食物中营养丢失，避免在食物中形成硝酸胺的致癌物质，有益于身体健康。

更年期女性忌多盐饮食，不吃或少吃咸菜、咸肉、火腿、香肠、豆酱等。限制刺激性食物，如咖啡、烟、酒、茶及可乐饮料等。少吃各种辛辣的调味品，如葱、姜、蒜、辣椒、胡椒等。少吃甜食、高热量油炸食品，及动物内脏。

适宜更年期食用的水果、干果有哪些？

大　枣

自古以来，枣就被列为养生健身的上品，营养价值比其他水果要高。枣具有补益脾胃、养血安神、滋补身体的功效。

核　桃

核桃是滋补身体的佳品。祖国医学认为核桃具有补肾固精、补气养血、通润血脉、温肺润肠、固齿黑发等功效。

荔　枝

荔枝形色俱美，质娇味珍，古人将其推崇为果中佳品，称其为仙果、佛果，是人们常用的滋补果品，具有生津、补气的功效。

桂　圆

古称龙眼，与荔枝齐名。桂圆的营养价值远在一般水果之上，自古被视为滋补佳品。明代医学家李时珍记载："食品以荔枝为贵，而滋益则龙眼为良。"清代名医王士雄赞赏其为"果中神品，老弱宜之。"桂圆具有开胃益脾、补虚长智的功效，对贫血、心悸、失眠、健忘、肠风下血等症都有疗效。

更年期失眠的常用偏方有哪些？

女性更年期除了会出现潮热、绝经等症状之外，还可能出现失眠的症状。失眠可导致新陈代谢紊乱，加重更年期综合征，尤其是精神疾病。所以在治疗更年期综合征的同时，还应加紧治疗失眠。现介绍几个治疗更年期失眠的偏方疗法，以供参考。

脾虚体弱型

这一类型的失眠多见于大病初愈，其特点是睡眠浅而短、脉多细弱。适合食用百合小米粥，制作方法：小米加水煮粥，沸后加百合煮至熟；或用小米、橘皮 3 克熬成粥，加白糖适量。睡前半小时服。

阴虚火旺型

失眠患者常伴五心烦热、心悸出汗、头晕耳鸣、舌干咽燥、舌质红、脉细微情况，其症状表现多为入睡易，但半夜醒后即不能再入睡。枸杞莲合羹比较适合这一类型更年期失眠患者服用。枸杞、莲子肉、百合各30克，煮沸30分钟，加冰糖适量；或单用莲子肉，水煎加糖。睡前2小时服用。

心脾两虚型

失眠患者常伴心悸、健忘、神疲肢倦、面色少华、舌质淡、脉虚弱等症，临床表现多为卧而难眠、辗转反侧。可服用龙枣汤加以治疗和改善。龙眼肉、大枣10枚水煎煮；龙眼肉、枣、糯米熬成稀粥，加入白糖或蜂蜜少许调味。临睡前服用。

痰热内扰型

此类型失眠多表现为睡眠不宁、容易惊醒、有恶梦，并且常伴心烦胸闷、痰多口苦、苔腻、脉滑。莴笋汁清热化痰、镇静安神，正好适合这一类型失眠患者。莴笋去皮切碎捣烂取汁，炖后温服，每次1汤匙，睡前半小时服。

肝气郁结型

失眠患者常伴急躁易怒、精神抑郁、不思饮食、胸闷胁痛、舌红苔黄、脉弦，以女性更年期最常见。丹参佛手核桃汤调理效果不错。丹参15克、佛手6克、核桃仁5个、白糖50克。将丹参、佛手入水煎煮30分钟，将核桃仁捣烂成泥后，加入药汤中，文火煮10分钟即可食用。每日2次，连服数日。

更年期综合征潮热出汗食疗方有哪些？

潮热、汗出是更年期综合征症状之一。现代医学认为，这是体内内分泌失调和植物神经功能紊乱所致，中医认为是阴虚内热、虚阳上亢、津液不固所致。这需要饮食来治疗、调理。

下面就给大家介绍一下如何通过饮食治疗更年期盗汗。

中医养生理论介绍，水果质润，富含液汁，多具有补虚、养阴生津、除烦、消食开胃等功能。潮热盗汗的病人宜食清凉、养阴生津类蔬菜水果，如西瓜、梨、芦柑、橙、苹果、柿子等。现代研究认为，这些水果中的营养成分主要有维生素、无机盐、有机酸、糖等，经常适量食用可以滋阴降火，生津止渴，补虚扶正，增强人体抵抗力。

下列食疗方法可供选用：

1. 新鲜百合 300 克，母鸭 1 只（约1 500克），黄酒，细盐，白酒适量。将活鸭杀死，洗净后，先将洗净的百合放入鸭内膛，淋上黄酒 2 匙，撒上细盐 1 匙，最后将鸭头弯纳入腹内，用白线把鸭身扎牢，旺火隔水蒸至鸭肉酥烂。饭前空腹食，每次 1 小碗，每日 2 次。

2. 燕窝 6 克，银耳 9 克，冰糖适量。将燕窝、银耳用热水泡发，择洗干净，放入冰糖，隔水炖熟服食。早晚各 1 次，连服 10～15 日。

3. 新鲜百合1 000克，藕粉 500 克，白糖适量。百合洗净，晒干或烘干，研粉，装瓶盖紧备用。百合粉、藕粉各 1 匙，加冷水 2～3 匙调成薄芡，再用沸水冲泡，加白糖拌匀服食，每日 2 次，连服 1 月。

4. 大麦、粳米各 50 克，大枣 10 枚，甘草 15 克。先煎甘草，去渣，后入粳米、大麦及大枣同煮为粥。每日 2 次，空腹食用。

5. 小麦 30 克，红枣 10 枚，甘草 10 克，水煎。每日早晚各服 1 次。

对于更年期盗汗的朋友除了上面的饮食调理以外，还可以进行一些身体运动，多参加一些文娱活动。从精神层面上来预防与治疗盗汗，安稳地度过更年期。

更年期综合征在药物治疗的同时是否还需要心理治疗？

随着生物—心理—社会医学模式的确立，心身医学日益受到临床广泛关注。目前认为，围绝经期综合征是一种身心疾病。单纯使用性激素治疗围绝经期综合征并不能够解决所有的健康问题，尤其对临床上出现的心理和精神障碍的治疗并无明显的效果。

人类的心身健康与心理状况是相互影响和相互作用的，大脑皮质统一管理，协调各生理系统的活动。良好的心理状态和社会环境有利于人类健康的发展，并有助于病情的改善，反之，则会加重病情。在治疗过程中，针对围绝经期妇女出现不同程度的心理和精神障碍，进行有效的心理疏导治疗，不仅可缓解或减轻病人的心理障碍，还对其康复有促进作用。

更年期的症状大都是主观感受，自我描述，时轻时重。妇女更年期症状也与心理状态、健康状况、性格特征、社会地位及忍受力等因素有关。不同职业的妇女，更年期的心理反应不尽相同。

更年期是人生的必然一站，宛如列车的一次转弯，发生点颠簸，不够平衡是不足为怪的，没有必要害怕，更年期出现的种种变化，只要在心理上做好充分的准备，就能顺利地度过，迎接人生的第二春天。

更年期有哪些心理变化？

更年期女性心理变化表现如下：

焦虑心理反应

是更年期常见的一种情绪。顾虑重重，怕衰老，担心记忆力减退影响工作。

悲观心理反应

这由于精神不集中，记忆力减退，特别是一些从事脑力劳动的职业女性，对病情的发展有悲观想法，情绪消沉，或容易激动，非常烦恼。一些紧张型女性甚至感到生活几乎无法忍受，甚至有轻生念头。

孤独失落感

这是围绝经期女性较为普遍的心理状态。有的围绝经期妇女刚刚退休在家，感到无所事事，无所适从，产生失落感；有的子女成家独立生活，或丧偶独居，一时难以适应，引起“空巢综合征”，害怕呆在家里，甚至产生各种恐惧感，包括恐高、恐癌等。

个性及行为的改变

较严重的围绝经期症状能改变女性的性格和感情，如变得多疑、自私、唠叨、急躁，甚至不近人情，有时无端心烦意乱，有时又过度兴奋，有时又处于抑郁状态，这种心理状态在身体不适时会更加明显。

更年期性心理变化有哪些？

进入更年期以后，所出现的性功能改变，除与性腺和其他内分泌腺机能改变有关外，亦与心理因素有关。常见的性心理异常如下：

性淡漠

主要表现为对性产生淡漠之感，更年期妇女常出现躯体形态的改变，如肥胖、不灵活、苍老、失去往日的娇姿和魅力，这样就会使妇女在丈夫面前产生自卑心理，认为自己失去对丈夫的吸引，导致在性生活方面被动应付，而不主动地唤起性欲。此外受旧的习惯势力的影响，她们认为已儿孙满堂，此时如再有性生活就是“老不正经”、“没出息”，在思想上自我抑制了性兴奋，长此以往就会导致性兴趣缺乏和性冷淡。

性厌烦

这部分人往往与身体状况不佳、情绪不愉快或是在性的实践过程中缺乏创新和探索有关，这些人在既往的性生活中往往不能获得更多的性乐趣，到更年期时性功能本身更加减退，因而对性生活更失去了兴趣甚至产生反感。

性的心理性损伤

人在更年期丧偶，孤独寂寞，想找个老伴欢度晚年，又唯恐受到社会舆论和子女的反对，于是整日心情沉闷、寡言少语，对周围的一切事物都感到不顺心，尤其是见到青年男女相亲相爱的情景，触景生情可造成心理上的损伤，久而久之，性功能也受到了损伤。

绝经只是反映卵巢功能减退，并不明显影响妇女的性体验和性表达。绝经期的到来不是性生活的终结（约 1/3 岁月在绝经后度过），而是如何愉快地去适应和对付这一过渡所带来的认识问题和实际问题。对此必须有一个正确的理解和认识。更年期及老年期的性心理及性接触，已不再是为了生育，而是为了双方感情上的交流，这种特有的精神需要并不会随年龄的增长而消失。

事实证明，一个在绝经前一直保持有规律性生活的妇女，绝经后仍可保持良好的性适应，甚至 60 岁以后仍如此。此外，夫妻性生活的本身存在着非常广泛的含义，拥抱、亲吻和爱抚，同样也是性生活的内容，同样也可获得性欲的满足。作为丈夫应对更年期这些暂时性生理变化给女性带来的不适予以谅解和容忍，对她们的痛苦予以同情和关怀，有助于家庭和睦和性适应。

因此，女性应正确面对绝经后的性生活，消除社会心理因素对性生活的影响，并积极治疗影响性生活的疾病。因为有规律和谐的适当的性生活可以刺激女性卵巢及肾上腺分泌雌激素，弥补因卵巢功能减退而引起的机体内雌激素不足，对更年期妇女不但可以预防阴道炎、子宫内膜炎等多种妇科疾病的发生，而且还可以减轻精神恐惧、神经衰弱、失眠及心理障碍等更年期的不适症状。

更年期心理卫生应注意什么？

注意更年期的心理卫生首先是以预防为主，重视和加强体育锻炼，增强体魄，注重培养良好的心理素质。其次对更年期女性进行宣教，使她们了解更年期是女性一生必经的生理阶段，了解更年期的各项生理变化，对由此而导致的生理和心理反应作出正确的认同，解除不必要的紧张和顾虑，以积极的心态应对各种反应，保持乐观的生活态度，不断完善和提高生活质量，积极参加社会活动，合理安排工作和生活。再者为解除和减轻严重的更年期综合征的症状，可在心理医生和妇科医生的帮助下，在安全有效的前提下适量地服用药物，以减轻症状、改善全身状况。

体育锻炼对更年期综合征有什么益处？

更年期女性，尤其是知识女性最大的问题是脑力劳动过多、体力活动过少，更别说去参加体育锻炼了。而体育活动能增强体质，使人精神爽朗，是缩短更年期、减轻各种不适症状的有效措施。在进入更年期后，要根据自己的身体条件，选择合适的运动项目，并做到循序渐进、量力而行和持之以恒。俗话说，生命在于运动。合理选择适当的体育锻炼项目，有利于保持机体新陈代谢的旺盛，促进血液循环，增加肺活量，降低血中胆固醇和甘油三酯的含量，并能保持肌肉张力，有助于防止动脉粥样硬化和骨质疏松的发生、发展，还可以增加能量消耗，防止发胖。

此外，运动还有助于改善心态，使人们焕发青春，保持乐观向上的精神，使她们的心理年龄小于实际年龄。

在临床上常遇到一些更年期综合征患者不愿运动，精神萎靡不振，病情好转缓慢，甚至病情加重。而有的患者听从医生指导，积极参加一些力所能及的运动，如慢跑、散步、太极拳等，结果身体恢复较快。因此，适当参加运动锻炼对身体大有好处。

更年期女性怎样合理运动？

更年期锻炼要遵循一定的原则，合理安排运动项目、时间和场地。

选择适合自己的运动项目。处在更年期的人们应根据自己的身体健康状态、运动负荷、使用的器材、锻炼程度、周围环境、兴趣爱好等选择不同的运动内容和方式。

运动量要适度

处于更年期的人们锻炼时要掌握合适的运动量。运动量由运动强度、时间、密度、数量和运动项目与特性构成。强度越大，时间越长，则运动量越大。运动量过大或过强，往往容易造成危险，特别是在刚开始锻炼的时候。比较合适的运动量为：运动时心率达到或稍超过 120 次/分，且在运动后 5～10 分钟内即恢复到基础水平，运动后第二天起床前，心率应该较运动前有所减少，若不减少，说明运动量偏少，可以适当增加运动量。

通常在锻炼后身体有些发热，微微出汗，无疲劳感，感到轻松、舒畅，食欲和睡眠都较好，就说明运动恰当，效果良好。如果运动后感到头晕、胸闷、气促、恶心、食欲与睡眠不好，有明显的疲劳感，就说明运动量过大。

锻炼要循序渐进

选定好锻炼项目后，应遵循循序渐进、持之以恒的原则，以中等强度为佳。运动方式由易到难，由简到繁，由弱到强，由局部发展到全身，时间逐渐延长，难度逐步提高。每次运动应由静到动，再由动到静，逐步过渡。锻炼一旦开始，就应持之以恒，切忌练练停停，这样对身体十分不利。

选择适宜的地点和时间

锻炼地点应选在空气清新的地方，如海边、公园、湖滨、宽敞清洁的绿化区等。避免在车辆来往较多的马路边、烟囱林立的厂矿区内及通风不畅的居民区内锻炼。同时，也要注意选择适当的锻炼时间。清晨空气清新，是锻炼的好时光，但在有大雾或风沙的清晨，空气中尘埃、细菌较多，最好不要晨练，可以等到太阳出来，浓雾散去或风沙停止后再进行锻炼。另外，饭后不要马上运动，以免造成胃下垂或消化不良。以饭后1～2小时锻炼为佳。

要注意运动时的呼吸方式。鼻腔中的鼻毛和湿润的粘膜可防止细菌和灰尘进入呼吸道，所以运动时要用鼻吸气，张口呼吸对呼吸道及其不利。呼吸要自然，因为憋气时胸腔内压力大，不利于血液回流至心脏。

运动前后的注意事项

运动前，特别是晨练前，血液较粘稠，流动缓慢，再加上运动中出汗，若水分得不到及时补充，极易形成血栓，如脑血栓、心肌梗塞等，所以锻炼前应饮一杯开水，既能及时排除体内代谢废物及毒素，又能避免上述疾病发生。

运动后，有些人大汗淋漓，为图一时舒服痛快，就用凉水冲澡，这样极易造成血管舒缩功能失调，引发关节、肌肉、心脑血管等疾病。正确的做法是，运动后稍稍休息，然后洗温水澡或用温水擦浴。

适合的有氧运动有哪些？

太极拳

太极拳动作舒缓伸展，适合处于更年期的人们练习。中医学认为，练习太极拳能加强肾的生精、藏精功能，并能调节内分泌系统，改善腰腿酸软等病症，还能改善睡眠状况。练习太极拳可以调整神经功能活动，使高度紧张的精神得到放松，使阴阳气机达到平衡，从而治疗精神衰弱、健忘失眠、神志不宁等症。

步行、慢跑、骑自行车、爬山

这些锻炼项目的运动量比较小，特别是步行，对更年期女性及处于慢性病恢复期的患者来说尤为适合，可增强肺部功能，调整大脑神经功能，协调肢体肌肉力量。

跳　舞

跳舞是一种集运动和娱乐于一身的活动，它不仅使身体得到了锻炼，还能增加人们之间的交流，增进友谊，促进身心健康。跳舞时，人们随着悠扬的舞曲翩翩起舞，乐曲的节奏使人心旷神怡。将运动糅于音乐之中，音乐调和着运动，会使人精神愉快，食欲增加，体力恢复，睡眠改善，疲劳解除，并且对更年期焦虑症、抑郁症有明显的治疗作用。实践证明，在紧张的劳动之余或晚餐后，安排适当的时间跳舞，可以防止消化不良、肥胖、痔疮、高血压和动脉硬化等病症的发生。

更年期女性应如何学会减负减压？

处于更年期的人们内心往往有无法言表的烦恼，尤其是女性更为突出。当您遇到烦恼时，应尽量加以化解，不然的话将会引发疾病。

当您陷入深深的苦闷和焦虑之中不能自拔的时候，可以到空气清新的户外，从事一些合适的体育活动或体力劳动，这会唤起轻松感和愉快感。有趣的工作和融洽的家庭气氛也可以减少不良情绪，提高乐观情绪的储备量。当遇到不顺心的事或陷于痛苦时，“储备量”会发生作用，使不会过度郁闷。

《内经》有“思伤脾、忧伤肺、恐伤肾、怒伤肝”之说，认为“悲哀愁忧则心动，心动则五脏六腑皆摇，摇则疾病生矣。”

英国心理学家柯切利尔推崇一种排解内心苦闷和忧郁的方法，那就是放声地自我倾诉。他指出，这种心理上的应激反应是防治疾病的良药。积存的烦闷和忧郁就像一种势能，若不释放出来，就如同定时炸弹埋于心间，一旦触发，容易酿成灾难。但若能及时倾诉或自我倾诉，取得内心感情和外界刺激的平衡，则可祛灾免病。

到大自然中去陶冶情操。在不愉快的时候，投身到大自然中可找到慰藉。花草散发的浓郁芬芳，树叶的沙沙微响，鸟儿的婉转啼鸣，溪流的潺潺作响，大海的阵阵涛声，都会对身体产生良好的作用。感到烦闷时，与家人或密友去郊外或森林散步是很有益的。

更年期女性如何摆脱抑郁症？

更年期抑郁症最常见的症状是莫名其妙的乏力，休息后仍不能缓解，走路稍多一些即感觉累，腿都抬不起来；其次是兴趣减退，什么都不愿意干，什么都懒得干，甚至连过去喜欢的事情现在都懒得干；第三是情绪低落，怎么也高兴不起来，甚至觉得活在世上一点意思都没有，严重的甚至想到结束自己的生命。

更年期抑郁症会给女性的正常生活和身体健康带来极大的影响，积极的预防能大大降低患更年期抑郁症的危险，从而摆脱抑郁症的困扰，以下介绍几个预防的办法：

1. 提前正确认识本病的发病原因，了解临床表现，在心理上早做准备；

2. 处理好家庭及社会关系，体谅家人、关心他人，积极地融入“小家”及“大家”；

3. 营造充实的业余生活，不仅可以增加生活情趣，还能保持良好的大脑功能，对预防抑郁症大有裨益；

4. 积极锻炼，促进身心健康，让快乐冲淡烦恼；

5. 正确对待丧偶、亲人离别、患病等突发事件，保持镇静，切忌忧心如焚，从而诱发或加重抑郁症；

6. 如果出现明显的潮热、出汗、情绪不稳定、睡眠障碍等围绝经症状，可以在医生指导下使用性激素补充治疗；

7. 如果出现各种心理的问题，应该向医生谈自己的思想和情绪，听从医生的意见和建议，积极配合治疗，以保持健康的生理和心理状态，更好地工作，快乐地生活。

中医怎样认识更年期综合征？

中医认为，更年期综合征的发生，以肾精亏虚，天癸衰竭，精血不足，冲任不通为根本原因；而水不涵木（即肝肾不足），肝郁火旺则是发病的常见诱因；痰湿或瘀血阻滞常使病情加重或发展。故本病之本虽在肾，而其标在心、在肝、在脾。尤以心肝更为突出。以肾精亏损为本，以心肝火旺为标，痰瘀内生为标。治疗可从肾论治，或从肝脾肾论治，或从心肝肾论治，或从痰瘀论治。临床根据不同证型，辨证论治，中医药治疗可发挥多环节、多层次、多角度、多靶点作用的特点。滋阴补肾、壮骨填髓是治本之法，疏肝解郁、健脾和胃为对症之策，益气化痰、活血化瘀则是防止病情进一步发展的必要措施。通过治疗，减轻症状，缩短病程，调整患者激素—内分泌系统功能，改善机体内外环境，从而缓解或减轻更年期综合征的各种症状，使其达到新的动态平衡。中药对更年期综合征的性腺轴有调节作用，能提高更年期综合征的免疫功能，并能防治骨质疏松。

中医将更年期综合征分为哪些证型？

肾阴虚型

主证：潮热汗出，心烦易怒，头晕头痛，耳鸣失眠，多梦健忘，或足跟痛，腰痛等，舌红少苔，脉弦细数。

肾阳虚型

主证：精神萎靡，面色晦黯、腰背冷痛，小便清长，夜尿频数，或面浮肢肿；舌淡，或胖嫩边有齿印，苔薄白，脉沉细弱。

肾阴阳两虚

主证：乍寒乍热，烘热汗出，头晕耳鸣，健忘，腰背冷痛；舌淡，苔薄，脉沉弱。

气滞血瘀型

主证：心烦易怒，胸胁胀痛或周身刺痛，潮热汗出，心悸失眠，恶梦，心中烦热，焦虑抑郁，记忆力减退，脉弦或涩，舌青紫或夹有瘀点、瘀斑，舌下静脉怒张。

痰湿内阻型

主证：头晕头沉如裹，面部虚浮，身肿或四肢浮肿，潮热汗出，心悸纳呆胸闷，坐卧不宁，虚烦不眠，大便溏薄，梦多，脉缓沉迟，舌质胖大，苔厚腻或湿滑。

中医都有哪些专方治疗更年期综合征？

更年安汤

组成：生熟地 30 克，何首乌 15 克，泽泻 10 克，茯苓 15 克，丹皮 10 克，元参 15 克，麦冬 15，五味子 10 克，浮小麦 10 克，夜交藤 30 克，磁石 30 克，珍珠母 30 克。

功用：滋阴潜阳，镇静安神。

主治：女性更年期综合征。症见潮热汗出、心烦易怒、头晕头痛、失眠多梦、耳鸣健忘、足跟痛、腰痛、舌红少苔，脉弦细数。

加减：汗多加浮小麦、麻黄根；心烦甚加栀子、淡豆豉；多梦加白芍、木瓜；失眠加磁石、珍珠母、夜交藤；头痛加蔓荆子、白芷、菊花；头晕加石斛、桔梗、甘草。

用法：每日 1 剂，水煎服，每日 2 次。早、晚各温服 1 次。

更年康汤

组成：玄参、丹参、党参各 10 克，大枣 5 枚、天冬、麦冬各 5 克，生地、熟地各 12 克，柏子仁、酸枣仁各 10 克，远志 5 克，当归 3 克，茯苓、浮小麦、白芍各 10 克，元胡 6 克，龙骨（先煎）、牡蛎（先煎）各 15 克，五味子、桔梗各 5 克。

功用：养心、益阴、安神、镇潜。

主治：女性更年期综合征。症见头晕、头痛、焦虑忧郁、失眠多梦、精神疲乏、心悸怔忡、健忘、多汗、食欲减退，腹、胁、腰、腿诸痛，舌红苔少、脉弦细等。

加减：本方适宜于因肾阴不足，不能上济于心，或平素心气不足，不得下通，心肾不交而出现一系列症状。如自汗不已，可加麻黄根；面颊潮红，可加丹皮、地骨皮；带下过多，可加海螵蛸、芡实，头目眩晕加天麻。

用法：每日 1 剂，水煎服，每日 2 次。早、晚各温服 1 次。16 剂为 1 疗程。

益肾汤

组成：沙参、熟地、山药、枸杞子、菟丝子、茺蔚子各 20 克，五味子、女贞子、桑葚子各 15 克，柏子仁、夜交藤各 12 克，当归 10 克。

功用：益肾补阴、养血安神、滋水涵木、平肝潜阳。

主治：更年期综合征。证见月经异常（经期量不规则），精神倦怠、头晕耳鸣，健忘失眠、情志不舒、烦躁易怒、心悸多梦、面部浮肿、手足心热、汗多口渴，尿频、便溏等症。

加减：本病中医辨证分三型，以本方随证加减，如肾虚型：证见头晕眼花，耳鸣腰痛，手脚心热，口干盗汗，带多质稀，舌红苔少，脉数无力。偏阴虚，去当归、五味子，加麦冬、知母各 15 克，龟板 20 克；偏阳虚，去茺蔚子、柏子仁，加枣皮、附子各 10 克，肉桂 5 克。心肾不交型、证见头晕耳鸣、心悸多梦、口燥咽干、潮热盗汗、腰酸腿软，加远志、朱砂各 10 克。肝肾阴虚型，证见头晕胀痛、面红耳鸣、精神抑郁、烦躁易怒、手足心热、腰背酸痛、肢体麻木、夜不安眠、月经先至、量少色红、舌红苔光、脉弦数，减菟丝子、五味子、当归，加石决明、旱莲草、珍珠母各 15 克。

用法：每日 1 剂，每剂加水 800 毫升，大火煮沸，慢火煎煮 15 分钟，煎 2 次，每日 3 次，空腹温服。

二仙汤

组成：仙灵脾、仙茅各12克，巴戟天、当归各9克，黄柏、知母各6克。

功用：温肾阳、补肾精、泻肾火。

主治：冲任不调、肾虚火旺。可用于更年期高血压、更年期综合征以及闭经、更年期精神分裂症，肾炎和肾盂肾炎等慢性疾患。

加减：懒动少言，表情呆滞者，重用石菖蒲，加郁金；心烦不眠者，重用夜交藤，加炒枣仁；纳呆畏寒，去黄柏、知母，加干姜；情绪极度抑郁，卧睡难以入眠者，加合欢皮、茯神。

用法：水煎服，每日1剂，每日2次。

清心平肝汤

组成：黄连3克，麦冬、白芍、白薇、丹参各9克，龙骨15克（先煎），酸枣仁9克。

使用本方可以下列诊断依据为要点：40岁以后或手术切除双侧卵巢后出现阵发性潮热、汗出，或有心烦易怒、失眠、心悸心慌等症状；血清雌二醇（E_2）水平低落，促性腺激素（FSH、CH）升高。

功用：清心、平肝。

主治：妇女更年期综合征。症见潮热汗出，心烦易怒、口干、失眠、心悸、心慌等。

加减：临证应用，可随证加减。

用法：每日1剂，水煎服，每日2次，早晚各温服1次。连续服药1个月为1疗程。

治疗更年期综合征都有哪些常用的中成药？

更年安片

滋阴潜阳，镇静安神。用于肾阴虚所致的更年期综合征，症见烘热出汗、眩晕耳鸣、手足心热、烦躁不安、血压不稳、失眠。口服，每日 3 次，每次 6 片。

血府逐瘀胶囊

活血祛瘀，行气止痛。用于更年期综合征属于血瘀胸中兼有气滞之证，症见前胸时痛、头痛失眠、心悸烦热。口服，每次 6 粒，每日 2 次。

坤泰胶囊

滋阴清热，安神除烦。用于更年期综合征属阴虚火旺者，症见：潮热汗出、自汗盗汗、心烦不宁、失眠多梦、头晕耳鸣、腰膝酸软、手足心热。口服，每次 4 粒，每日 3 次。

佳蓉片

滋阴扶阳，补肾益精。用于更年期综合征阴阳两虚证，症见：烘热汗出，畏寒怕冷、腰膝酸软。口服，每次 4～5 片，每日 3 次。

百合更年安颗粒

滋养肝肾，宁心安神。用于更年期综合征属阴虚肝旺型，症见：烘热汗出、头晕耳麦、心烦失眠。开水冲服，每次 1 袋，每日 3 次。

更年宁

疏肝解郁，益气养血，健脾安神。用于更年期综合征引起的心悸气短、烦躁易怒、眩晕失眠、阵热汗出、胸乳胀痛，月经紊乱。口服，水蜜丸每次 4～8g，大蜜丸每次 1～2 丸，每日 2～3 次。

更年期综合征患者能否采用针灸或推拿治疗？

相对于国内外普遍采用的激素替代疗法产生的禁忌症和副

作用，中医针灸或推拿最大的优势在于无任何毒副作用的同时，可以根据每个人不同的身体状况辨证施治。比如有些女性偏阴虚体质，到了更年期易出现肝阳上亢、心血亏损等证，临床除表现月经紊乱外，常伴随有头晕目眩、心烦易怒等；而有的女性素体阳虚，肾阳失于温煦，则常致脾阳不足、痰气郁结之证，临床可伴随有脘腹胀满、纳少便溏、嗳气吞酸等症状，因此治疗时采用的穴位和针刺方法也是不同的，真正做到“因人施治”。

同时由于针灸和推拿可以发挥整体良性调节作用，有效缓解更年期综合征症状的同时，还可以清除或减少妇女老年病的易患因素，对更年期妇女的防病保健也有着重要的临床意义。

中医治疗时应用的穴位有很多，常用的有百会、大椎、印堂、合谷、通里、神门，肾俞、中脘、曲骨、气海、关元、足三里、三阴交、太溪等穴，可调补肝肾、健脾胃法。每次选用3～4次只补不泻，留针20分钟，每日或隔日1次，4～6次为1疗程。

此外，针灸医师通常还会给患者酌情配合其他疗法，如耳穴压丸法、艾灸法、拔罐、穴位注射等方法。

中医治疗更年期综合征的原则是什么？

更年期综合征妇女因个体生理和心理素质的差异，以及发病前后人体内外环境因素影响的不同，临床上表现功能紊乱的症状，轻重程度不一，故对此类患者治疗方法的选择，主要是根据患者不同的体质因素和临床表现而把握脏腑、气血两者的关系，重在调补肾阴肾阳。肾阴虚者滋肾益阴，肾阳虚者温肾扶阳，使其在新的基础上达到相对的平衡。如有兼证，按其证候对症处理。治疗本病虽宜调补，但治疗阴虚不可过用滋腻，以防阻碍阳气；治疗阳虚不可过用辛燥，以免耗损阴液；忌用苦寒与伤脾之品。轻、中度更年期综合征者可以单纯中医药进行治疗，但重度更年期综合征，特别是月经过多导致继发贫血、严重的精神神经症状者应予中西医结合治疗，待病情缓解后再用中医药进行调理以巩固疗效。

治疗更年期综合征有哪些偏方、验方？

治疗更年期综合征的偏方、验方必须在医生指导下应用。

偏　方

1. 丹参30克，加红糖15克，水煎服，每日2次。

2. 百合60克，加红糖适量，水煎后服用。

3. 手掌大鲜荷叶1片，去心莲子，去壳芡实各60克，加适量糯米煮粥服食。

4. 莲子50克，龙眼肉30克。每日1剂，食用时加糖少许。

5. 粳米100克，酥油20克，蜂蜜5克。将粳米加水煮沸后，渗入酥油、蜂蜜，文火熬粥，作餐食。

验　方

1. 柴胡6克，龙骨30克，牡蛎30克，生大黄、黄芪、川桂枝、制半夏各9克，炙甘草3克。水煎服，每日1剂，分2次服。

2. 仙茅、知母、仙灵脾各10克，当归6克，巴戟天15克，红糖30克，黄柏皮10克，白糖30克。将中药煎水，去渣，取滤液，再在滤液中加入红、白糖，煮1～2沸，即成。每日早、晚各服1次，每次30～50毫升。

3. 浮小麦100克，炙甘草10克，大枣10枚。先将炙甘草加水煎煮取汁、备用，再用炙甘草与小麦，大枣同煮，先用武火煮沸，最后用文火煨至小麦烂熟成粥样。每日早、晚空腹食1碗。

4. 玄参、丹参、党参各10克，天冬、麦冬各5克，生地、熟地各12克，柏子仁、酸枣仁10克，远志5克，当归3克，茯苓、浮小麦、白芍各10克，元胡6克，龙骨、牡蛎各15克。五味子、橘梗各5克。清水煎服，每日1剂，每剂煎2次，分早晚温服，16剂为1疗程。

5. 黄连3克，麦冬、白芍、白薇、丹参各9克，龙骨15克，枣仁9克。煎服汤药每日5剂，每剂煎2次，早、晚温服，连续服药1个月为1疗程。本方为裘笑梅方，主治妇女更年期综合征，症见轰热汗出、心烦易怒、口干、失眠、心悸、心慌等。

6. 郁金、三棱、莪术各10克，丹参30克，川军、肉苁蓉、巴戟天各10克。本方每周服6剂，水煎眼，一般服用1个月可明显见效，治疗3个月左右瘀胀即可消退。

7. 炒酸枣仁12克，柏子仁5克，珍珠母20克。珍珠母加水先煎20分钟，再入前2味药煎15分钟。滤渣后再煎，2次混合。每日1剂，分服2次。用于失眠、多汗者。

更年期综合征患者服中药时应注意什么？

服用中药期间，为保证药效，不要吃那些可能会与药物发生反应的食物，以免降低药效，或产生毒副作用，加重病情。以下是一些与服用中药有关的禁忌。

忌茶水、咖啡、牛奶和豆浆

服中药前后一小时左右最好不要喝茶，咖啡，牛奶或豆浆，以免中药成分与茶的鞣质、咖啡因及蛋白质等发生化学反应，影响疗效。因为茶叶内含有一种物质，叫做鞣酸，它会和药物中的蛋白质、生物碱或重金属盐等起化学反应，生成不溶性的沉淀物，影响药物有效成分的吸收，降低疗效。例如贫血病人会经常服用含铁的补血药物，而茶叶中的鞣酸与铁反应，就会生成不溶性沉淀物鞣酸铁，它不仅会影响药物的吸收，使药物失去疗效，还会刺激胃肠道，引起不适。服用滋补药物时，更不能同时服用浓茶，因为茶叶会与营养物质所含的蛋白质生成沉淀，影响人体对营养物质的吸收。另外，茶叶所含有的咖啡碱、茶碱等成分，具有兴奋高级神经中枢的作用，不利于患者的休息调养，尤其不能用茶水送服镇静安神类的药物。

忌生冷、油腻、辛辣的食物

服药时应少吃生冷、油腻、不易消化的食物，以免增加病人的肠胃负担，影响对药物的吸收．脾胃虚弱的患者更应少吃生冷、油腻、辛辣的食物。有内热（如便秘、口干、咽痛等）患者应少吃辛辣、油腻的食物，否则会增加热象，抵消清热药物及滋阴药物的作用。

服用滋补药物忌食萝卜

因为萝卜有消导的作用，与滋补作用截然相反，同用会影响疗效，甚至抵消药效。比如人参就不宜与萝卜同用。但如果服用人参不当导致胸闷气短等症状时，也可以用萝卜来消导、除积滞。

服中药需要多长时间缓解症状？

因为每位更年期综合征患者的具体情况都是不一样的，毕竟存在身体素质不同的个体差异，再说了还有病程的长短、病情的轻重程度也不一样，所以服中药需要多长时间缓解症状，还需酌情而论。但有一点可以肯定的，治疗更年期综合征的应在中医师指导下，到正规中医院治疗。同时，也要告诉更年期女性，如发现自己出现有更年期综合征的临床表现后，应及时到医院就诊，这样，更年期综合征就会得到尽早治疗，效果也就更明显。

附：男性更年期综合征

男性也有更年期吗？什么年龄易发男性更年期综合征？

随时医学常识的普及，很多男性朋友已经认识到，男性也可以有更年期。但是很多男性朋友对于男性更年期的年龄不太清楚，这也给他们在预防与调理更年期综合征方面带来了困扰。下面就给大家介绍一下易发男性更年期的年龄。

男性体能的降低是在45～55岁后，比女性的时间要晚，和女性一样身体内的各种器官也在衰老，不过男性主要反映在睾丸上面，男子到了40岁以后睾丸重量逐渐减轻，50岁开始缩小，无论是产生精子的能力，还是分泌睾丸酮等男性激素的能力均有所减弱，垂体促性腺激素也有一定变化，肾上腺皮质分泌的男性激素也减少，这个年龄阶段的男子往往也会出现一些轻重不同的症状，只不过不像妇女的卵巢衰老和雌激素减少的那样迅速而已。

男子的生殖器官——睾丸的功能，虽然有一个逐渐衰退的变化，但是不完全丧失功能，这是与女性的根本区别。由中年步入老年的男性，几乎没有女性那样明显的不再排卵、绝经等生育能力丧失的标志，也没有伴随出现的明显植物神经功能失调的症候。因为睾丸衰老及睾丸酮分泌减少是缓慢进行的，许多男性可以适应这个缓慢的过程，故一般不出现任何症状与反应。

但是，也有相当数量的男性不能适应这种变化，也会出现一些症状。由于这些症状也是由于睾丸萎缩、功能减退、性激素分泌减少引起的，与女性更年期相同，故也可称男性更年期。由于男性的性腺功能衰退缓慢，男子的更年期症状出现也比较晚，一般在 55～65 岁之间发生，比女性晚 10 年左右。

通过以上的介绍，相信对于男性更年期综合征的易发年龄，朋友们已经有了一个全面的了解。所以男性朋友特别是这个年龄段的男性，一定要更好地做好预防措施，来应对即将到来的更年期。

男性更年期都有哪些症状?

男性更年期长期以来没有引起人们的重视，主要原因就是男性更年期的症状表现不明显，不足以引起人们的重视。其实对于男性更年期的研究很早就有了，男性更年期综合征的发病原理和女性有着共同之处，同样是由于体内的激素水平降低引起的。

一般男性的更年期是在 50 岁后，患有慢性疾病，如糖尿病、抑郁症、心血管疾病等；有不良生活方式，如抽烟、酗酒等；生活环境恶劣；缺乏体育运动；腹部肥胖等，这些人都是更年期综合征的高发人群。

下面就让我们来了解男性更年期症状的主要表现，以便患者提前预防。

性能力下降

到了更年期年龄，你会发现自己对性的要求降低了，欲望不强烈了，次数也就减少了；而在进行性生活的时候，你也会感觉阴茎勃起硬度下降、持续时间减少；其他情况还有夜间勃起次数和时间减少、睾丸萎缩等，这些都是因为雄激素水平的下降导致的。

性情改变

易发脾气，易悲观：处于更年期的男性会出现记忆力、思考力和注意力减退的现象；易患上抑郁症，多有感情淡漠，情绪低落，悲观失望，对生活失去热情的情况；甚至还会出现精神紧张，性情急躁，多疑猜忌等。

饮食影响

多发生消化不良、腹胀的状况。男性更年期综合征患者会和女性更年期综合征患者一样出现食欲减退、消化不良、食后腹胀、口苦泛酸、便秘或腹泻的症状。

随着年龄增长，处于更年期的男性会出现体力下降，容易感到疲倦、乏力；智力和空间技巧活动即柔韧性降低；容易失眠，甚至出现睡眠障碍；肌力和肌肉量减少，经常感到腰酸腿软等。

其他的症状

出汗多，常心悸。由于心血管老化，血管弹性变差、变硬，动脉硬化等血管问题相继出现，导致血管调节失常，容易出现面部潮红、出汗、心悸、头痛等症状。

现在的男性更年期症状的发展有着越来越严重的迹象，这与人们的生活环境、生活习惯有着很大的关系，所以这也引起了男性的注意，开始更年期保健是现在很多更年期男性的选择。

容易被忽视的男性更年期症状有哪些？

很多男性朋友不相信自己有更年期，原因在于当男性患有更年期综合征时，不像女性朋友那么明显。而很多男性朋友又没有及时发现自己身体的变化，从而认为，男人没有更年期，自己没有更年期。因此，我们要给男性朋友介绍几种不被男性重视的更年期症状。

絮　叨

更年期是指人体从壮年期向老年期发展的过程。在男性更年期的时，体内雄性激素水平下降，人变得爱絮叨起来，这种现象多发于50岁左右。同时，男性更年期症状还可能表现为性格改变、情绪不稳等，很容易引起某些严重的精神障碍性疾病，如抑郁症、偏执症等。

勃起角度变低

男人的性功能在30岁的时候达到顶峰，但是一过30岁，男性的勃起程度就会下降。据研究发现，进入更年期之后，雄激素水平下降，50～70岁更加明显。所以，男性更年期症状中最常见的就是勃起角度变低或者勃起硬度不够的问题。

体味加重

首先是口腔的分泌物减少，不能有效地清理口腔内的细菌，导致口臭；其次，身体的汗腺萎缩，肌体去除脏物的能力减弱，同样也导致有体味；再有就是老人经常憋不住尿，如不经常换洗，也会导致身体有味。因此，体味加重也可能是男性更年期症状的具体表现，需要引起注意。

气　喘

更年期后的男性全身血管硬化，心脏功能也同样降低，这就使得心肌供血不好，身体就表现出没有力气。此外，男性更年期症状还表现为呼吸功能减弱，喘气明显，并且随着肌肉功能开始萎缩，也会加重气喘。

听力下降

更年期后的男性的眼睛、耳朵都会出现功能减退，看不清、听不见是老年人正常的表现。从50岁开始，人耳朵中的很多“零件”开始出现问题，音调的辨别能力，尤其是高频声音的辨别越来越困难。这是内听动脉供血不足，内耳迷路缺血所导致的。因此，当中老年男性出现听力下降时，也可能是男性更年期症状的表现。

生活中很多男性朋友出现了上面的情况后，都单纯地认为这是暂时性的，或者说明自己在衰老，可就是没有想到，这是更年期综合征。所以男性朋友应该理性地认识更年期，关注自己的身体变化。

更年期男性会出现哪些衰老现象？

男性朋友也会出现更年期综合征，然后再过度到老年时期，因而有一些女性更年期症状很容易在男性朋友身上找到，比如烦躁、失眠还有一些精神障碍等疾病，所以男性更年期综合征也是不容忽视的。可以通过一些更年期的保健来缓解这种现象，但是有一些人体的衰老现象却是不能被消除掉的。

男性更年期不会像女性更年期那样出现绝经期这种比较明显的变化过程，很容易不被引起重视，它会在不知不觉中引发一些衰老现象。

大脑反应功能

男性的大脑反应功能会随着年龄的增长变得不像以前那样反应比较快了，如存储和提取信息在20岁之后就会慢慢出现下降现象。

心脏反应能力

男性朋友在20岁后心脏的反应能力也会开始慢慢下降。

有氧耐力

随着年龄的增长，身体的供氧能力也会下降，导致工作能力降低。

身体脂肪

男性的身体脂肪也会发生比较明显的变化，进入更年期后脂肪会增加许多。

肌肉和骨骼

男性步入更年期后肌肉会变得松弛、萎缩，不过您可以通过进行体育运动缓解这种情况；而骨衰也会随之出现，这种症状通过锻炼也可以减缓，却不能彻底消除。

头发减少

男性朋友随着年龄的增长，头发也会出现明显的减少现象，而且头发的生长速度也会变慢。

听　力

男性朋友到了更年期以后听力会出现明显的下降，比较难听到纯音。

肺功能

在步入更年期后还会导致肺功能的降低，肺活量的减少。

男性朋友在步入更年期后，这八种明显的衰老症状可以通过合理的运动和饮食习惯来缓解，但是却不能一一消除。所以更年期的保健显得比较重要了，如果不注意这段时期的调理和呵护，就很容易加重更年期病症，降低更年期的生活质量。

男性更年期综合征都有哪些临床表现？

男性更年期综合征虽然没有女性更年期来的可怕，但却也是影响男性身心健康的强敌。

男性更年期综合征的临床表现如下：

精神症状

主要是性情改变，如情绪低落、忧愁伤感、沉闷欲哭、或精神紧张、神经过敏、喜怒无常，或胡思乱想、捕风捉影，缺乏信任感等。

植物神经功能紊乱

主要是心血管系统症状，如心悸怔忡、心前区不适，或血压波动、头晕耳鸣、烘热汗出；胃肠道症状，如食欲不振、腹脘胀闷、大便时秘时泄；神经衰弱表现，如失眠、少寐多梦、易惊醒、记忆力减退、健忘、反应迟钝等。

性功能障碍

常见性欲减退、阳痿、早泄、精液量少等。男性更年期由睾丸功能退化所引起的，而睾丸的退化萎缩是缓慢渐进的，性激素分泌减少也是缓慢的，精子的生成在更年期也不完全消失。男性更年期来得较晚，出现的时间很不一致，一般在 60 岁左右。

男性朋友在更年期阶段，除上述几点明显的症状表现之外在体态上也有明显变化。体态变化：全身肌肉开始松弛，皮下脂肪较以前丰富，身体变胖，显出“福态”。

如何判定是否进入男性更年期了？

一般说来，男性更年期要比女性更年期晚 3～5 年。下面 12 个问题可以用来作为测定是否进入更年期的标准：

1. 戴着原来的近视眼镜已无法阅读书报，摘下眼镜放近看反而清楚，说明眼睛已有“老化”。

2. 眼睛容易疲劳，看书久后感头痛、头昏。

3. 睡眠比前减少，早睡早醒。

4. 饮酒者酒量大不如前。

5. 听力明显减弱。

6. 牙齿松动，咬不动较硬的食品。有假牙者要经常换假牙。

7. 对食物口味改变，爱吃甜、酸、辣、咸等重口味饮食，说明味觉有减退。

8. 嗜吃零食，特别是蜜饯类，这与口味减退有关。

9. 性欲减退。

10. 记忆力减退。

11. 开始怀念童年往事。

12. 学习与工作精力不如前，甚至有力不从心的感觉。

如果以上 12 点中有 4 点以上为肯定的话，那表明自己已进入更年期。

男性更年期综合征需要跟哪些疾病相鉴别？

男性更年期综合征在某些方面跟躁狂症和抑郁症很相似，需要鉴别诊断。躁狂症往往是先有乏力、烦躁、严重的失眠、长时间的情绪高涨，常伴有语言动作的增多和夸大的思维内容等表现。抑郁症多有感情淡漠、失眠、乏力、食欲减退、长时间的情绪低落等表现。此两种病症发病年龄较早，初发年龄多在青壮年。

在更年期综合征的鉴别诊断中，还需将它跟心脏神经官能症相区别。后者主要以心悸、胸痛、疲乏、神经过敏为突出表现。较多见于女性及青年人、中年人，年龄在 20～40 岁之间，可有心动过速、失眠、多梦等症状，心脏 X 线检查、心电图检查及实验室检查多正常。

高血压病跟男性更年期综合征的症状也有相似处。高血压病可发生在任何年龄，尤以40～50岁以上的人多见。缓进型高血压病早期多在体检时发现，以头痛、头昏、失眠、记忆力减退、注意力不集中、乏力、心悸等症状为突出表现，多次检查血压及间断地胸透、心电图检查可助鉴别。

男性更年期都有哪些心理特征？

通常我们都认为女性会出现更年期症状，而忽视了男性也会出现男性更年期综合征，这主要和更年期到来的时间不同有一定的关系，而且大多数男性朋友会认为自己身体比较强壮，容易忽视全身的一些不适情况，怕麻烦不愿意去就诊。那么，男性更年期会出现哪些心理特征呢？

1. 学习能力方面：不少男性在步入更年期后会表现出理解能力很强，但是反应比较缓慢的现象。特别在学习有意义的或有内在联系的内容和感兴趣的内容时，成绩和效果并不比青年人差。

2. 记忆力方面：更年期男性对一些时隔比较长的事情记忆力比较好，而且理解性记忆能力并没有明显的下降。对近事记忆和机械性记忆差于年轻人。

3. 思维能力方面：通常在年轻的时候思维能力是比较强的，在老年的时候会出现明显的衰退现象，有时候思维能力的改变也是因人而异的。有些更善于提出问题并解决问题，创造性也较强，思维也愈来愈敏锐，善于接受新思想和新鲜事物。思维的独立性更强，更有深度和广度；思维的逻辑性也更强，表现在思考问题前后连贯，层次分明等方面。但另一些人可变为迟钝、保守或僵化。

4. 性格方面：性格并不会受年龄影响而出现较大的变化，这是因为性格主要受生活条件、自身经历、所受教育以及文化水平等多方面的影响。

5. 社会交往方面：大多数男性朋友由于工作、亲友以及社交范围发生一定的变化，加上更年期的症状的影响，会感觉到在社交方面有些不适应。

6. 垂暮感：不少男性朋友在更年期时会感觉到有些衰老，常会有一些悲伤等不良的心理，比如对死亡感到害怕等。

这几点男性更年期心理特征，虽然不会全都集中体现在一个人身上，但是有时候会出现好几点心理特征，所以对男性更年期的心理调理和更年期的保健方法等都需要引起男性朋友的重视，这样才可以活得更健康。

引起男性更年期内分泌失调的原因是什么？

引起男性更年期内分泌失调的原因如下：

1. 环境因素：男性内分泌失调会受空气质量的影响，空气质量不好时，很容易通过各种各样的渠道进入人体，形成一些化学反应，导致内分泌失调症状。

2. 生理因素：男性朋友由于体内的一些内分泌激素使他们处于暂时的生理平衡，随着年龄的增长，分泌就会变多。有些人的内分泌失调是来自于遗传。

3. 情绪因素：现今生活和工作压力比较大，男性朋友也不例外，很容易长期处于紧张的状态，出现一些情绪比较异常的现象，这就会造成激素分泌的紊乱，造成内分泌失调。

4. 营养因素：人体维持正常的生理功能就必须要有足够的、适当的营养，否则，身体就会产生内分泌问题。

男性更年期也是会出现内分泌失调的情况的，所以男性朋友也是需要一些呵护的。在生活中，男性朋友也应该注意一些更年期保健方法，不要因为自己身体比较强壮就不去护理，这只能增加更年期的症状，给身体健康带来影响。

男性更年期综合征的心理调适方法是什么？

男性在步入更年期时，虽然不会像女性更年期那样有一些比较明显的标志，但是体内的雄性激素也会出现由盛到衰的过程。通常人们都比较重视中年女性朋友的一些心理变化，而往往会忽视男性的一些心理变化，那么，男性更年期时如何有效的调节心理变化呢？

1. 以静制动，保持心理的稳定，消除不必要的紧张。男性更年期综合征可通过自我教育来帮助自己度过这个特殊的时期。所以，处在更年期的男性朋友应该学习一些生理心理方面的知识，以正确认识现在的自我，懂得如何应付出现的各种症状，从而能理智地控制自己的精神和情绪。

2. 要会制怒。对更年期男性来说，随着体内雄性激素的改变很容易引起发怒等不良情绪的产生，这时候可以通过一些心理的调节来缓解这些更年期症状。

3. 尽量多进行一些户外活动。户外活动不仅可以缓解工作疲劳，还可以呼吸新鲜空气、缓解压力。有条件的话还可以参加一些体育锻炼，如打打羽毛球、乒乓球、高尔夫球，打打太极拳等。

4. 要及时进行心理疏泄。在遇到一些比较让人头痛的事情时，不要闷在心里，可以通过一些方法来发泄出来，做好心理的调节。变换角度思考问题就是自我解脱的一个很好的办法，另一种方法是借助向他人倾诉进行情绪“释放”。

5. 规律的生活习惯。有规律的生活不仅可以让您觉得很轻松，而且还可以帮您避免一些胃病等疾病的产生，如不暴饮暴食、不贪杯等。

男性更年期朋友可以通过上述这五种方法来有效缓解更年期综合征症状。一般女性更年期比男性来的早些，所以，妻子也可以通过一些有效的方法来安慰劝导他，一起来顺利地度过更年期阶段。

男性更年期综合征为什么不能乱用药品和保健品？

很多更年期男性朋友到了 60 岁左右，自身出现了更年期综合征，可是自己又对更年期不了解，一时对更年期症状出现了紧张与恐慌，就会乱服药物治疗疾病，有时甚至听信什么神奇的“保健品”或者什么“祖传偏方”，这不但使自己的更年期症状没有得到缓解，还严重地影响了自己的健康。

现实生活中会发现，男性较之女性而言，对自己的身体健康关注度不够。举个简单的例子，在马路上遇到汽车尾气，女士们往往第一时间就掩住口鼻，但懂得这样保护自己的男士十分少。见微知著，男士们在更年期觉得身体有各种不舒服的时候，很多以为只是自己“老了”，却没有意识到这其实就是病。只有当这些“不舒服”发展到严重影响自己的生活时，他们才会想起来要去看医生。

另外，现在市场上大量出现具有“补肾”功效的保健品，让人眼花缭乱，不知道该相信谁，其中有些药物的广告着实吸引人，让不少不愿意看医生的男士自愿掏腰包。专家指出，对于男性更年期综合征，即使是对人体没有严重副作用的正规药物，真实效果也不一定能立竿见影。

男性朋友，更年期是我们每个人都要面对的一个生理过程，没有任何药物或者与方法绕开它，只能通过强壮自己的身体，合理安排自己的饮食，从而缓解更年期的症状。男性朋友一定要认清这一点。

男性更年期综合征吃什么好？

和女性更年期症状有些区别，一般男性更年期比女性更年期晚几年。更年期的不适症状也会给男性带来一些困扰，如果不注意调节的话，也会引起一些疾病。男性朋友在更年期时候吃些什么比较好呢？

1. 少吃含糖量高的食物：男性更年期应该多食用一些蛋白质、含钙量比较多的食物以补充营养。鸡肉、鱼肉易于吸收，可以适当食用。大豆及其制品、新鲜蔬菜营养丰富，应作为主要食品。饮食要注意低盐、清淡，不暴饮暴食。有条件时每天可吃1～2匙蜂蜜。

2. 多食用一些增强性腺功能的食物：由于更年期时男性性机能下降，使性欲减弱，可以多食用一些能改善性腺功能的食物。如生蚝、虾、羊肉、羊肾、韭菜和核桃等。

3. 多吃改善神经系统和心血管疾患的食物：男性更年期还多表现出精神、神经方面的症状，如烦躁易怒、失眠、头痛、记忆力减退、心血管功能不稳定等。因此要多吃一些改善神经系统和心血管疾患的食物，如山药、大枣、龙眼、桑葚、茯苓饼、核桃仁粥等。另外，要少饮酒、少吸烟，因为酒精和尼古丁对中枢神经系统会带来不良的影响。

4. 全面补充营养：男性在步入更年期时和女性一样，也需要补充体内营养。应常吃鱼类、肉类等动物性食品以补充氨基酸；西红柿、山药、芝麻、豆豉等对前列腺有益；富含维生